# 足もみのバイブル

# 元祖「官足法」



官足法のレジェンド
行本昌弘

ごま書房新社

本書は2017年に刊行された『老廃物を流す「官足法」で治る！』（東邦出版）を改題し、再刊行したものです。

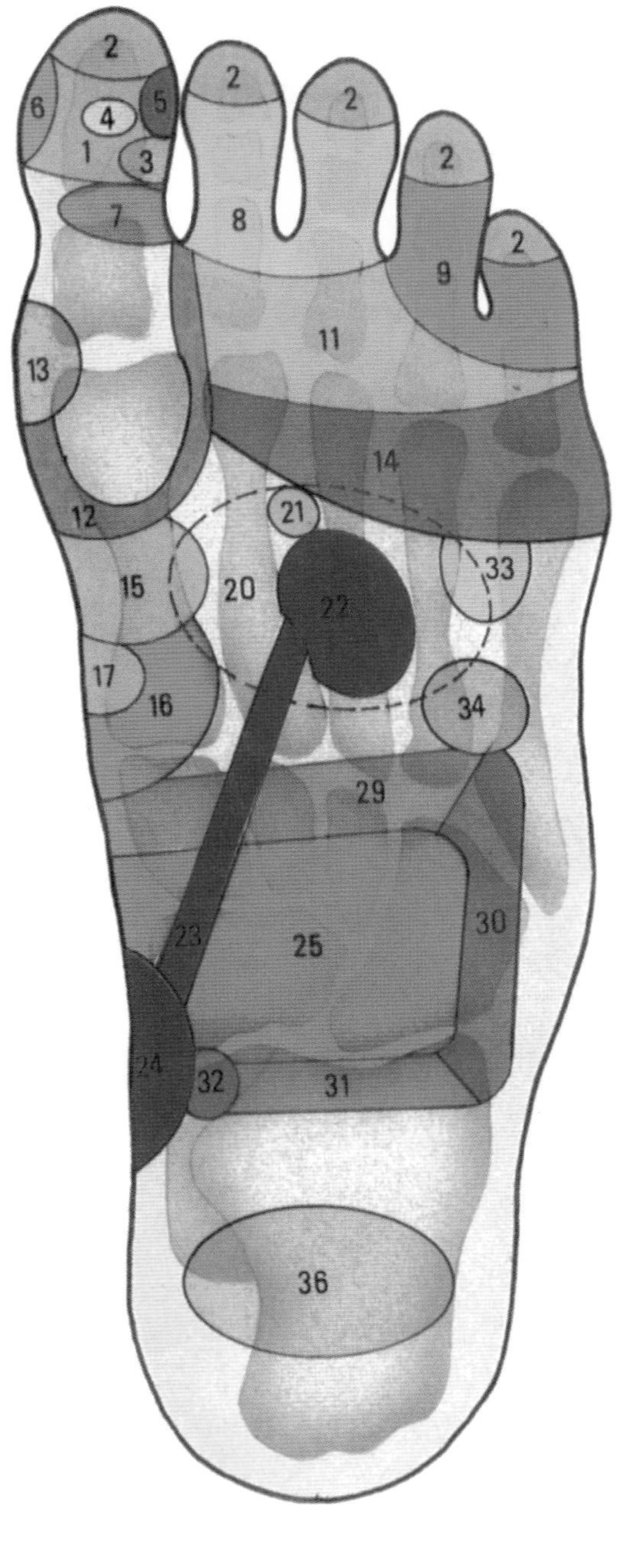


## 〔左足裏〕

①頭(脳)、右半球
②前頭洞、右半分
③脳幹・小脳
④脳下垂体
⑤三叉神経、右
⑥鼻
⑦頸部〈くび〉
⑧眼、右
⑨耳、右
⑪僧帽筋(頸《くび》・肩部)、左
⑫甲状腺
⑬副甲状腺
⑭肺と気管支、左
⑮胃
⑯十二指腸
⑰すい臓
⑳腹腔神経叢(消化系統)
㉑副腎、左
㉒腎臓、左
㉓輸尿管、左
㉔膀胱
㉕小腸
㉙横行結腸
㉚下行結腸
㉛直腸
㉜肛門
㉝心臓
㉞脾《ひ》臓
㊱生殖腺(卵巣と睾丸)、左

官足法 **足の反射区総合図表**

## 〔右足裏〕

①頭(脳)、左半球
②前頭洞、左半分
③脳幹・小脳
④脳下垂体
⑤三叉神経、左
⑥鼻
⑦頸部〈くび〉
⑧眼、左
⑨耳、左
⑪僧帽筋(頸《くび》・肩部)、右
⑫甲状腺
⑬副甲状腺
⑭肺と気管支、右
⑮胃
⑯十二指腸
⑰すい臓
⑱肝臓
⑲胆嚢《のう》
⑳腹腔神経叢《そう》(消化系統)
㉑副腎、右
㉒腎臓、右
㉓輸尿管、右
㉔膀胱
㉕小腸
㉖盲腸と虫垂
㉗回盲弁
㉘上行結腸
㉙横行結腸
㊱生殖腺(卵巣と睾丸)、右

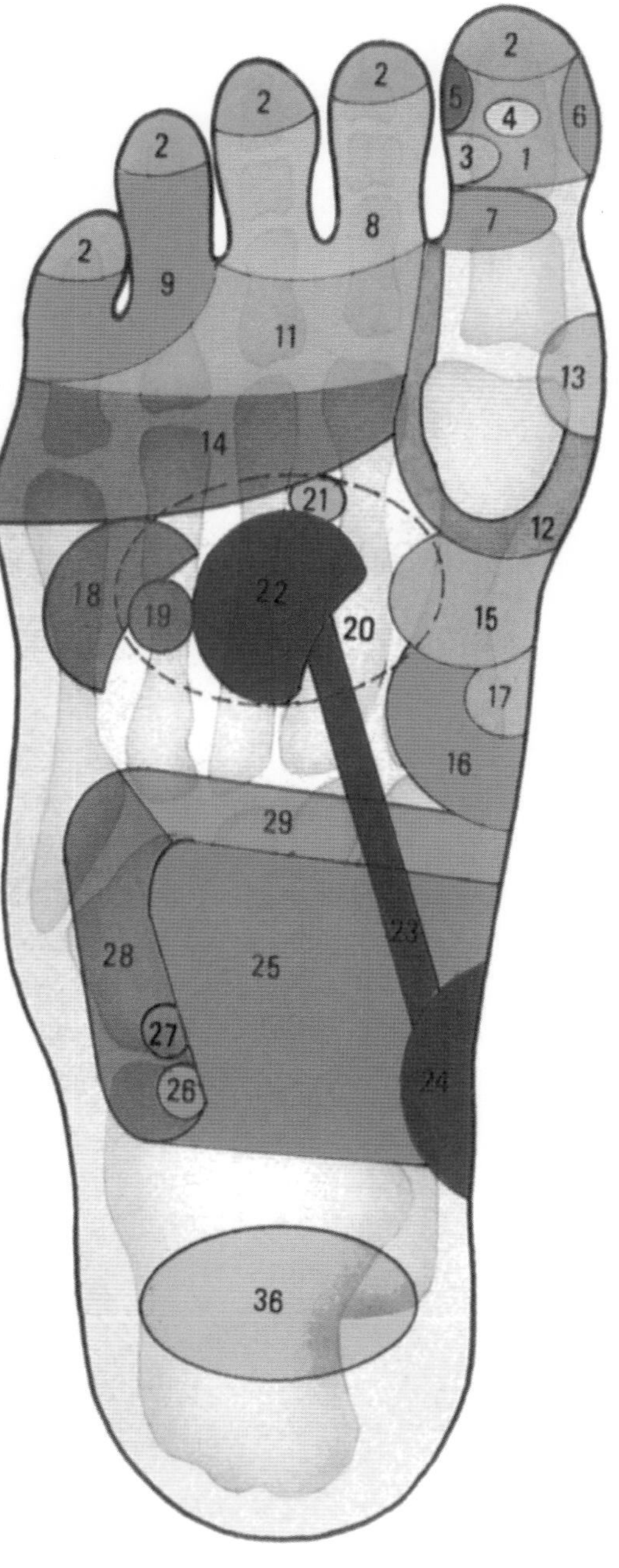

## 〔足内側〕

⑥鼻
⑬副甲状腺
㉔膀胱
㊳股関節
㊵下半身リンパ腺(腹部)
㊾鼠《そ》脛《けい》部
㊿子宮前立腺
51陰茎・陰道・尿道
52直腸筋(痔疾)
53頸《けい》椎《つい》
54胸椎(背椎)
55腰椎
56仙骨・尾骨
57尾骨(内側)
61肋骨

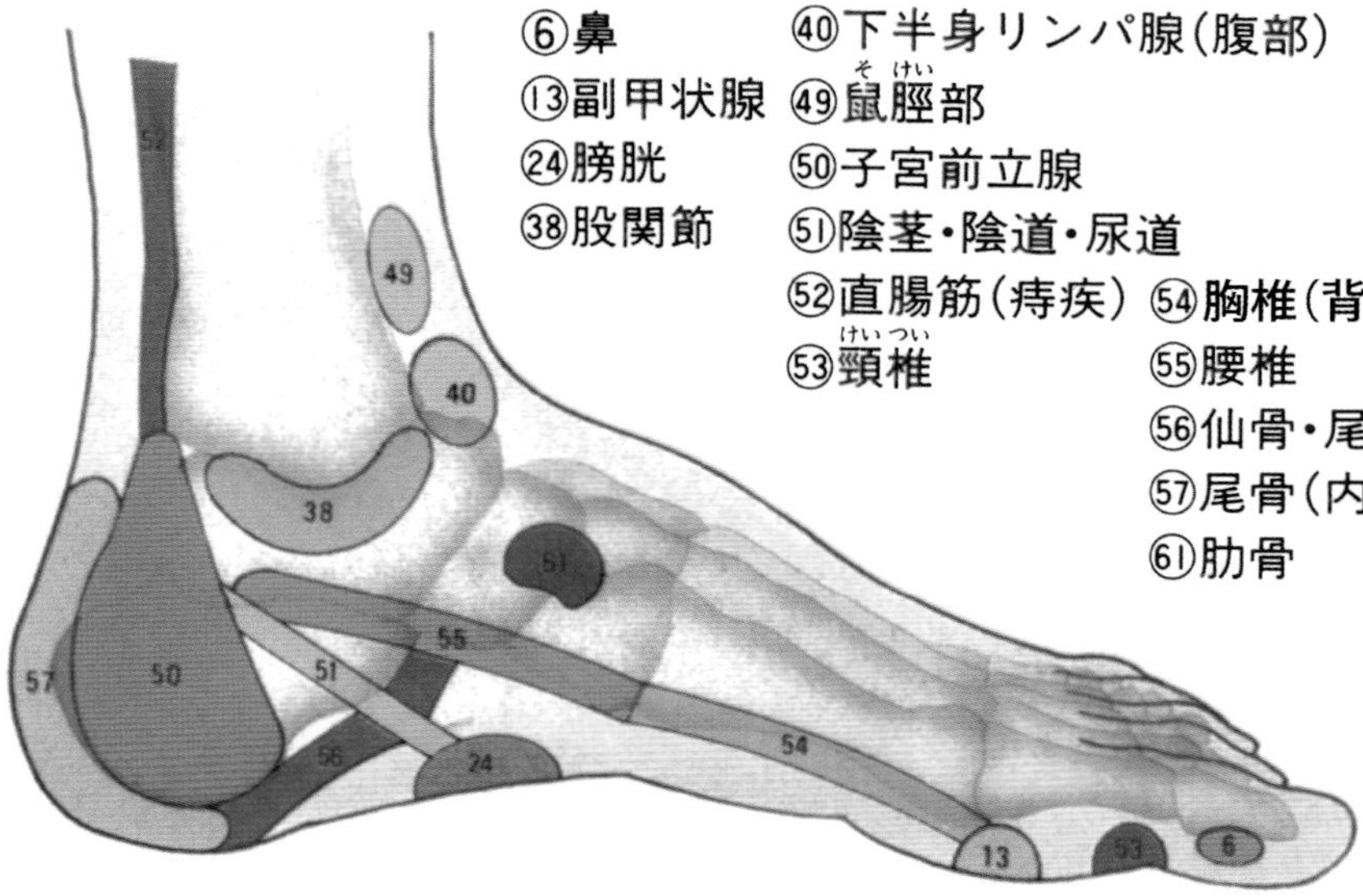


## 〔足外側〕

⑩肩
㉟膝《ひざ》関節
㊱生殖腺(卵巣と輸卵管、睾丸、副睾丸)
㊲腓《ひ》骨筋(月経不順、月経痛、月経期緊張の緩和)
㊳股関節
㊴上半身リンパ腺
㊷平衡器官
㊸胸(乳房)
㊹横隔膜
58尾骨(外側)
59肩《けん》胛《こう》骨《こつ》腺
60肘《ひじ》関節
61肋骨

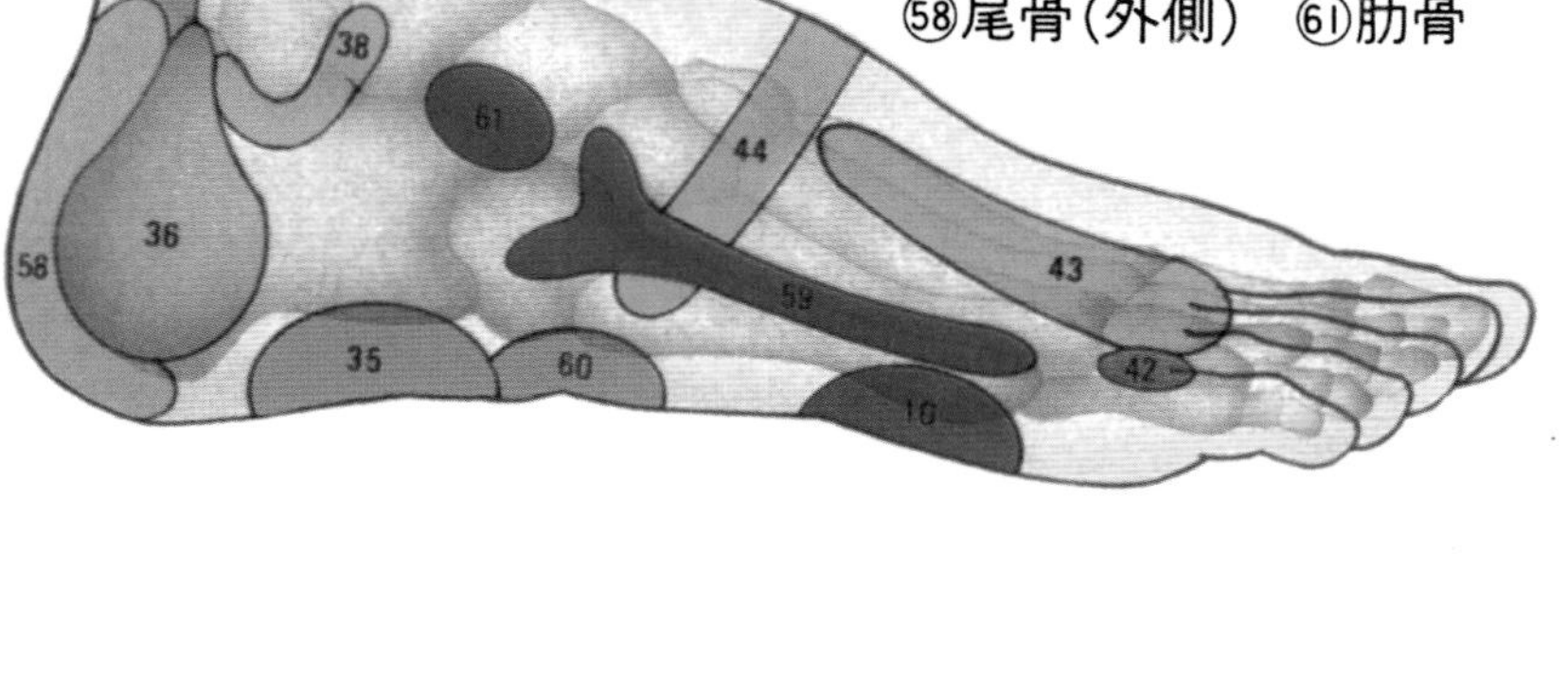

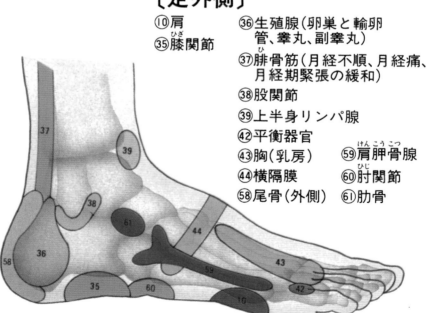

## 〔足の甲〕

㊴上半身リンパ腺
㊵下半身リンパ腺（腹部）
㊶胸部リンパ腺
㊷平衡器官
㊸胸（乳房）
㊹横隔膜
㊺扁桃腺
㊻下顎《あご》
㊼上顎《あご》
㊽声帯・咽喉〈のど〉・気管
㊾鼠《そ》脛《けい》部
(61)肋骨

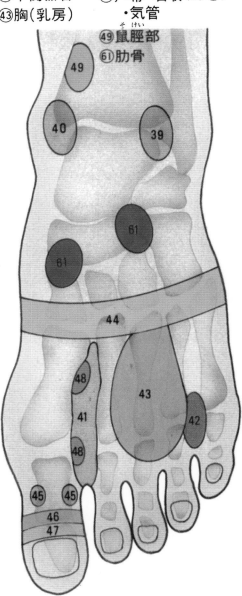

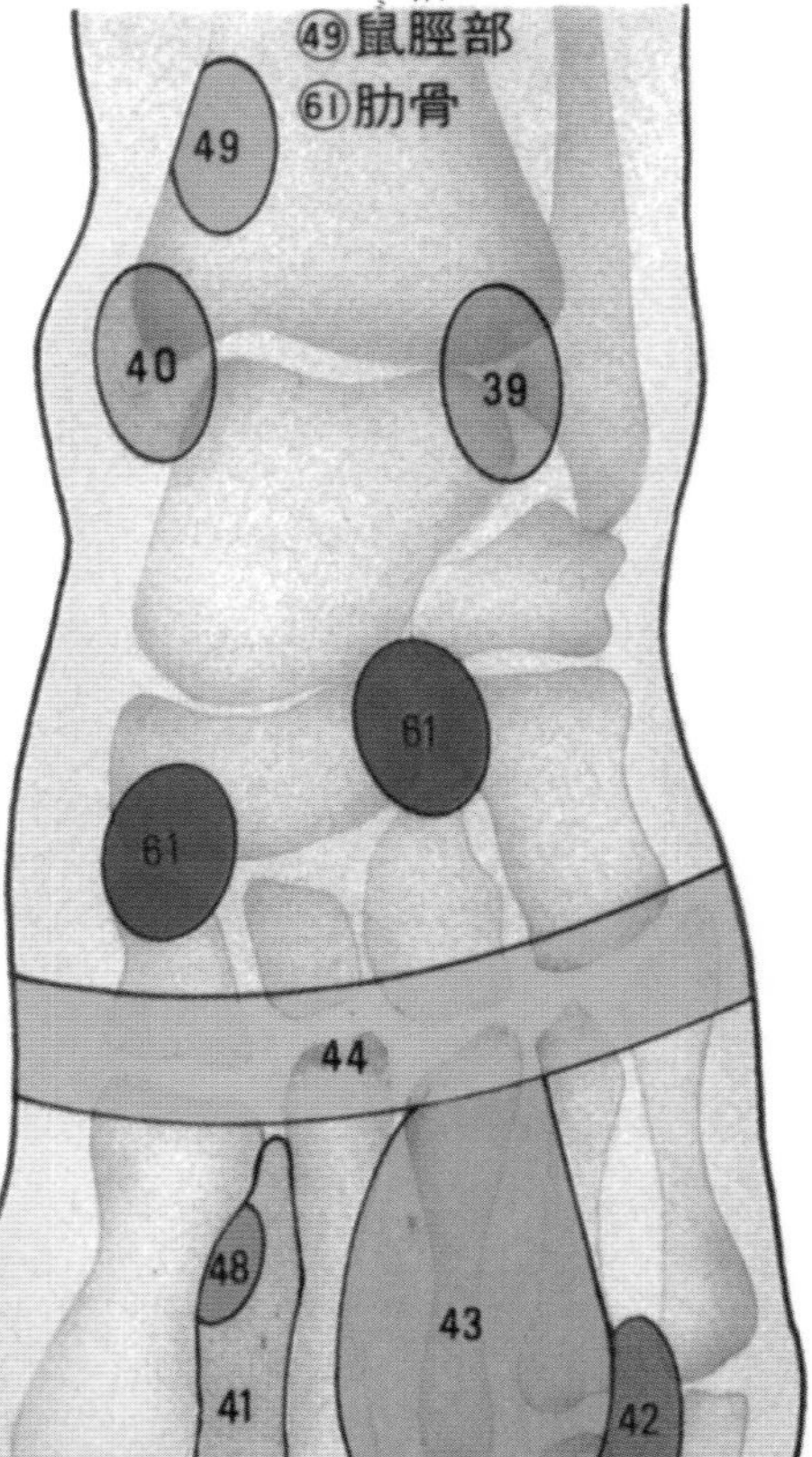


## 〔膝《ひざ》〕

①座骨神経起点の反射区
②膝内側神経（脛骨）
③膝外側神経（腓骨）

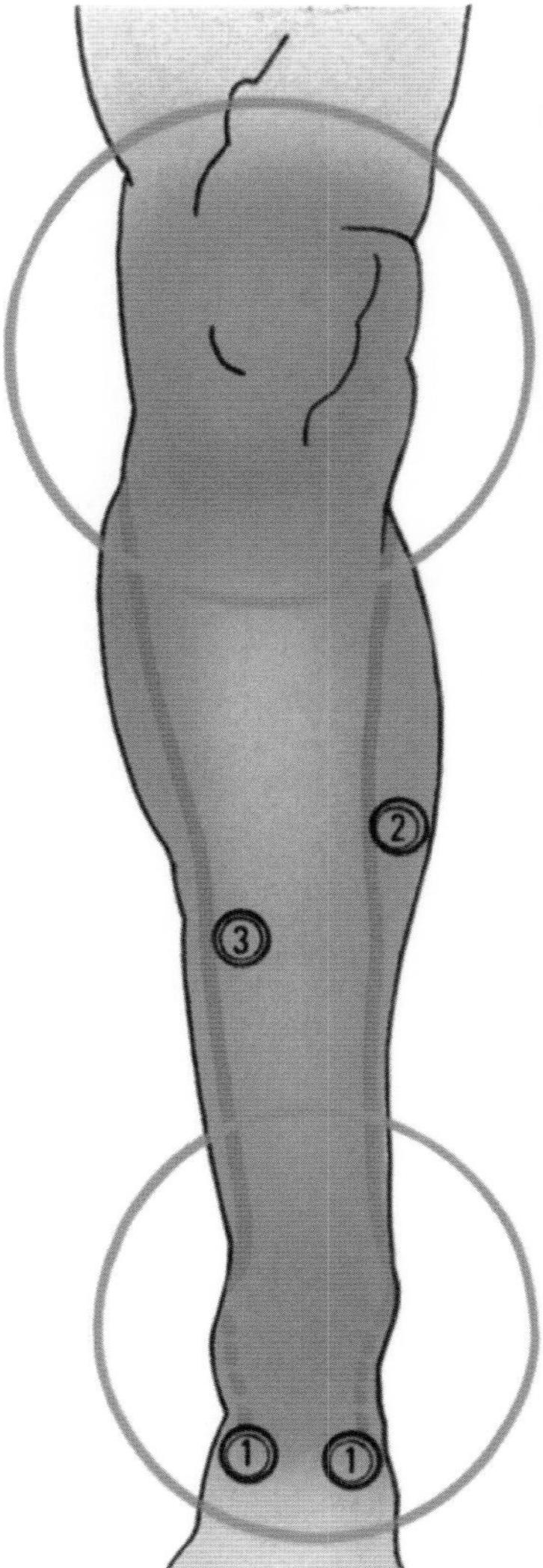

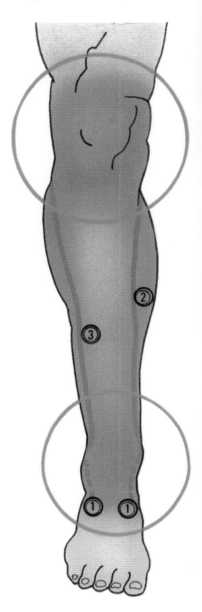

# はじめに

私は本書を手にしていただいた皆さんに足の健康法「官足法」について、はじめに知っておいていただきたいことを申し上げます。

あなたがいま若くても、歳を重ねておられても、たとえ病気であっても、健康に生き続けることが大事なことはおわかりいただけると思います。「人生の目的は健康にあり」とまでは言えませんが、健康を損ねたら人生の目的も損ねてしまいかねません。

私が文化創作出版という小さな出版社を立ち上げて5年ほど経った1986年8月に出版した新書判の一冊の小さな本が、35年経った現在、このような展開を見せるとは想像さえしなかったばかりか、出版当時のことを考えると隔世の感がします。

その小さな本が『官足法—足の汚れ〈沈殿物〉が万病の原因だった』で、増刷に増刷を重ねて現在105刷、月日がかかったとはいえトータルで180万部以上という健康法の本としては異例のロングセラーとなっているのです。

いまでは100円ショップでも全国の土産物屋でも、雑貨屋の健康グッズ売り場でも、どこにでもある「あんま棒」ですが、35年前にはだれひとり、なにに使うものかわかりませんでした。著者の官有謀《かんゆうぼう》先生が台湾から300本ほど持って来られて、本と一緒に読者に実費でお分けしたのがそもそもの始まりなのです。

現在はそればかりか、官先生がオリジナルで開発されたグリグリ棒をはじめ、ウォークマットⅡや赤棒なども通信販売されていて、手にする人も多いようです。

このように、いまではメジャーになった官足法ですが、自分のオリジナルと言わんばかりの官足法の主旨をそのまま写し盗るようなものや、無理にこじつけたような本が出回っているのが現実です。間違って伝わると「やっぱり足もみは効果がない」と、悪貨が良貨を駆逐するといった不都合なことになってしまいます。この比類なき本物の健康法をいまこそ正道に戻して、後の世に伝え続けるべく焦りにも似た気持ちで本書を書きました。

もうひとつ申し上げたいことがあります。出版から35年経った今日、世の中の健康法を取り巻く状況も大きく様変わりしてきました。医学、とりわけ検査や手術の進歩、新しい薬の開発などによって、いままで聞いたことのないような副作用によると思われる病気や、ワクチン接種による後遺症など、医療過誤と言ってもいいような状況が現出して、民間の一健康法といえどもそれらと無縁ではない時代になりました。35年前には考えてもみなかった新しい病気や健康法についての知識が必要になってきたのです。

「医は医なきを期す」という言葉があります。西洋医学を修めた医師は、国家が認めた病人を診断し治療する専門家です。次々に病人を治していけば自分の地域からは病人がひとりもいなくなって、ついには医師である自分も要らなくなるのが理想であるという意味です。

ところが現実はどうでしょうか？ 立派な病院がそこら中にあります。洒落ではないですが「石を投げればイシ（医師）に当たる」ぐらいだというのに、一向に病気と病人が減らないのはどういうわけなのでしょうか？

作家でもあり医師でもある久坂部羊先生は、そのご著書『人間の死に方』のなかで、「老化という不治の病」という表現をしておられます。

それでは「老化という不治の病」とどう対峙して、生きることを全うするか。

それにはゆっくり老化して、平均寿命までは元気で、歩いて風呂もトイレも行けて、自分で食事ができる状態を維持し、男性なら82歳、女性ならちょっと図々しく88歳まで頑張って、それを過ぎたら何時でもお迎えが来る心構えをしておきます。もちろん寿命のある人は90歳、100歳と生きていきます。いざお迎えが来たらジタバタしないで、トイレを済ませ、風呂に入って下着を着替え、ふとんを敷いて、残される家族に「長いあいだお世話になりました。お休みなさい」とゆっくりお別れの挨拶をし、ふとんに入り眠ります。もう起きてはいけません。これで「永眠」となります。

ゆっくり老化すれば、このぐらいの年齢になると、脳も含めた多臓器が弱ってきます。したがって、たとえガンであっても若い人のような痛みや苦しみは少ないのです。できるだけ医療に頼らず、延命措置などと無縁に生きたいと思っているのは、私だけではないはずです。寿命というのは命を寿《ことほ》ぐことですから、できる限り元気で楽しく生きて、苦しまないで大往生したいものです。

２０２１年　11月吉日　行本昌弘

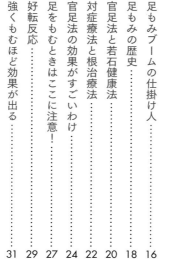

 CONTENTS

## 第4章 緊急時にはココをもめ！



## 第5章 慢性疾患・難病にも効果抜群

## 第6章 官足法Q&A

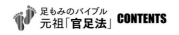

モデル■若菜千織
撮影■佐藤功（magicport photography）
カバーデザイン■大塚勤（コンボイン）
本文写真■文化創作出版（43、46、47、51、53、57、77下、106、107、135、151、156、159頁）
本文イラスト■Miki Gunji
制作■フォルドリバー

# 第1章

# 足もみ療法の元祖「官足法」

## 足もみブームの仕掛け人

官先生とはじめて会った日のことは、いまでも鮮明に覚えています。

「先生を会社の顧問に迎えたので、本の出版をお願いしたい」

ある健康関連会社の社長が先生とともに数名で来社されたのです。そのときまず驚いたのは、応接間の椅子に座るや否や、

「僕の本を出すかどうか今日中に決めてください。それともうひとつ、出すならはじめに30万部刷ってください」

と当たり前だと言わんばかりに平然と言うのです。はじめて会ったどこのだれかもわからない、しかも異国（台湾）の人です。私がどう答えたものかと考えていると「百聞は一見にしかず」とか言いながら、私の足を取り上げていきなりもみ始めました。足もみ経験のある人ならご存じだと思いますが、官足法でなくても足もみは痛いのに、その創始者が直接もむのですから痛いのなんの「もうわかりました」「まだわかっていません」と、こういう会話を続けながら先生は休むこともせず、西洋医学の病気と臓器の関連や、東洋哲学やなぜこの足もみが人間

にとって大事なことなのかを3時間も話し続けたのです。

その後、「終わりました。お白湯をたくさん飲んでください」と言われ、500ccの白湯を飲んだころには身体中が温かく、軽くなっていました。これは本物かもしれないと思った私は、「出版は考えましょう。ただ、初版30万部というのは無理です。もし売れなかったら、何千万円の借金を抱えてたちまち倒産ですから」

と答えたのです。

その本は、それから1年半ほど経った1986年8月に出版できました。驚くべきことに出版後1週間も経たないうちに、愛読者カードがどんどん届きだして、気を良くした私はその年の12月には、第1回の官足法セミナーを渋谷にあった東急会館で開催しました。それから先生が亡くなるまで何百回というセミナーを開催し、先生もNHK以外のあらゆる民放テレビ局の番組に出演しました。

この本が出来たとき、先生と約束したことがあります。それは、「日本中の家庭が救急箱の中身を捨てて本とグリグリ棒を入れる」という遠大なものです。つまり、医者いらず、薬知らずの元気で健康な家庭になってもらおうというわけです。

また、そのとき先生は、「見ていなさい。僕の本はストップが効きませんから」と言われました。

正直3万部も売れたらいいと思っていたのに、部数が少なくなったとはいえ35年経った今日までストップが効かないとは。そのときから今日まで数え切れないほど多くの人々に読み継がれてきたのです。

## 足もみの歴史

足もみについては、四大文明が発祥した当時から、たとえば古代エジプトの壁画に人の足を触っている絵が書かれていますし、インドの仏教の本には仏足石《ぶっそくせき》という仏様の足の裏にさまざまな文様が描かれたものがあります。病気や身体の不調を癒してくれる「お薬師さん」と親しまれている奈良の薬師寺の薬師如来坐像の足の裏にも、五臓六腑を示す文様が描かれています。私はその仏足石をご本尊としてお祀りしているお寺に足もみの講演に行ったことがあります。

中国では5000年前に黄帝《こうてい》というエンペラーとその側近の岐伯《ぎはく》との問答形式の対話が『黄帝内経《こうていだいけい》』という書物として残っていて、これが中国最古の医学書とされています。

このように人類文明が発祥したと同時期に、すでに足を触って診断していたのです。中国では口伝によって伝わったものが紀元前後にまとめられたようですから、書物として脚色されたり誇張されたりして現在に至っています。ですから、その点は差し引いて理解していかなければなりません。それにしても、現代の我々が官足法でも勉強して参考にしている東洋医学の原点である陰陽五行にも言及しています。

その後、２０００年前の漢の時代に伝説上の医師とされる華陀《かだ》が口伝によって教えた医書があり、『華陀秘笈《かだひきゅう》』と呼ばれています。この華陀のことは吉川英治の『三國志』のなかでも述べられています。私が子どものころに華陀軟膏《なんこう》という軟膏があったのを覚えていて、それがこの華陀だったのかと、妙な感動を受けたものです。この華陀によって観趾法《かんしほう》がまとめられ、今日の鍼灸《しんきゅう》や按摩《あんま》のもとになったと言われています。その後の中国は北から南からの政権交代が繰り返し交互に起こる歴史のなかで焚書抗儒《ふんしょこうじゅ》（古代中国の秦時代に発生した思想弾圧事件）などのため、まともに後世に伝えられた書物はないという不幸な歴史があります。

そうしてこの観趾法がヨーロッパやアメリカに伝わり、20世紀のはじめにアメリカの医師ウイリアム・フィッツジェラルド博士が現代西洋医学の医師として、観趾法を研究し、「健康のための反射学」という論文を発表して、ゾーンセラピーとして一躍注目されました。その後、スイス、オーストリア、イギリス、ドイツなどでも研究され、なかでもスイス人のヘディ・マザフレという看護師さんが中国の病院勤務の体験をもとに、足の反射区に関する研究『未来のための健康』(Good Health for the Future) という本を著し、今日のフットリフレクソロジー、つまり足の健康法の原型となっていったのです。その本との縁によって長年のリウマチによる膝痛を治して台湾全土に「若石《じゃくせき》健康法」を広めたのが、カトリックを普及するために台湾に赴任していたスイス人・呉若石神父です。

現代の中国でも、この若石健康法をはじめ逆輸入とでも言うか、里帰りとでも言うか多くのフットリフレクソロジーが大ブームとなっているのです。

## 官足法と若石健康法

足もみの世界で最も官足法に近いのがこの若石健康法です。

私は若石健康法のパーティで、「官足法と若石健康法は兄弟です。目指すのが富士山の頂上だとすれば、登り方はいろいろあります。仲良く頂上を目指しましょう」と言いました。

その理由は、若石神父さんが台湾の教会で足もみを始めて、それが珍しいのでマスコミで取り上げられて評判になり、「若石健康法」として一気に有名になりました。そのとき官先生が手を挙げて、「私も自分の身体を足もみで元気にして今日があります。一緒に研究して普及させましょう」と言って、先生の自宅の地下にあったヴァイオリン教室を提供して、足もみ教室にしたということです。

その後、官先生は日本に来られ、本の出版となります。そのとき、若石健康研究会（本部・台湾）が官先生に対して、１９８２年に日本での足もみのいわば全権大使として、その権益を認め保護したことを承認した文書のコピーが私の手元にいまでもあります。

私が出版にあたって、さまざまなトラブルの起こる可能性を避けるために先生に台湾から持ってきていただいたものです。当時もその後も紆余曲折があって、今日に至っています。

官先生は１９８８年８月22日に中華民国台北市で行われた「若石健康法世界大会」に大勢の日本人の官足法の仲間とともに出席し、そのなかで記念講演をされました。その講演の一部を掲載しておきましょう。

『台湾ではいままで「神経反射区」に重点を置いていました。もちろんそれも重要だが、これは二の次の問題だと私は考えます。なぜかというと、命令を伝達する神経にはエネルギーが必要で、そして神経末梢の活動の活発化は陰陽に頼り、これもエネルギーを必要とする。そのエネルギーの根本はなにかというと血液です。したがって、重要なのは血液循環です。これが非常に良好な状態であれば、どのような病気でも解決できます……』

と述べて、足の反射区療法（フットリフレクソロジー）に牽制球を投げておられました。いまでこそ当たり前のように血液循環を説く人たちが多いのですが、35年前の当時はこのことに言及している西洋医学の医者もいませんでしたし、ましてやフットリフレクソロジーの業界では見かけたことはありませんでした。

## 対症療法と根治療法

官足法がほかのリフレクソロジー、つまり足の反射区療法と違うのは、いの一番に血液循環療法を標榜している点です。官足法では「治病先治血・血清病自癒・清血靠循環・循環要揉脚」つまり、「病気を治すにはまず血液を治す。血液がきれいになれば病気は自然に治癒する。血液をきれいにするには循環に頼る。循環に頼るには足をもむ」という原理が官先生から示されていて、官足法の勉強をする人たちは全員知ることになっています。

いわゆるフットリフレクソロジーは反射区から入っていきますから、頭痛があれば頭の反射区を押す、胃が痛ければ胃の反射区をという具合にもんで、反射区に対応する臓器や器官の活性化を促す、いわば対症療法を行うものです。痛みがあったり、苦しい状態になったときは反射区を使った対症療法は即効性があり、とりあえずは痛みや苦しみをなくすことも可能です。これは西洋医学も同じで、痛みがあれば鎮痛剤、熱があれば解熱剤、痰が詰まって息が苦しければ去痰剤といった具合に治療していきます。

しかし、症状が楽になっても肝心のそういう症状を引き起こす原因がなくならない限り、また痛みや苦しみがやってきます。

そのためには、どうしても官足法で血液をしっかり循環させて細胞レベルから身体を元気にするしかないことを理解してください。とくに生活習慣病と言われるような病気は、血液循環を良くして自己治癒力を働かせて治していかなければ根治療法にならないのです。時間はかかりますが必ず良くなります。

最近ではシェーグレン症候群、ＡＬＳ、ギラン・バレー症候群、ベーチェット病、全身性エリテマトーデスなど聞き慣れない病名を耳にすることも多くなってきました。これらは大抵、自己免疫疾患と呼ばれ、原因、治療法もよくわからず、難病指定されています。

たとえこれらの病気であっても、官足法で驚くべき回復を見せた例を見聞きしています。それはとりもなおさず官足法が理にかなった根治療法だからです。

## 官足法の効果がすごいわけ

### ①血液循環が良くなると細胞レベルから元気になる

「老化は足から」という言葉があります。二足歩行する唯一の動物である人間にとって、足の衰えが肉体的にも精神的にも老いを感じさせることは、実感としておわかりになると思います。

人間の身体のなかで一番重要な働きをしているのは血液の循環です。心臓から送り出される血液、つまり酸素と栄養は、動脈を通して全身の細胞に届けられ、ガス交換をして、静脈を通して再び送り返されるという作業を死ぬまで続けています。ところが、二足歩行なるがゆえに心臓から一番遠い場所、つまり足からその循環が阻害されることになるのです。「老化は足から」

というのはそういうことです。

では、老化した足とはどんな足を言うのでしょう。血液の循環が阻害された足で、代謝が悪くなった足ですから、まず第一に冷たい。第二に代謝残留物が沈殿した足ですから硬い。つまり、冷たくて硬い足と言うことができます。

官足法は、その冷たくて硬い足をもみほぐすことによって、赤ちゃんのような柔らかい温かい足にしようという健康法なのです。心臓から送り出される血液が、100%くまなく全身を回っていればどの臓器も負担がありませんが、仮に膝まで循環が阻害されると人体の4分の1の範囲の阻害となり、老廃物を排泄する臓器である腎臓は、返ってきた余分な血液のために処理が間に合わず老廃物を尿として体外に捨て切れません。肝臓は解毒が間に合わない、脾臓《ひぞう》は血液再生が十分でなくなる、小腸は栄養が吸収できない……と、次々に臓器や器官が弱ってきます。

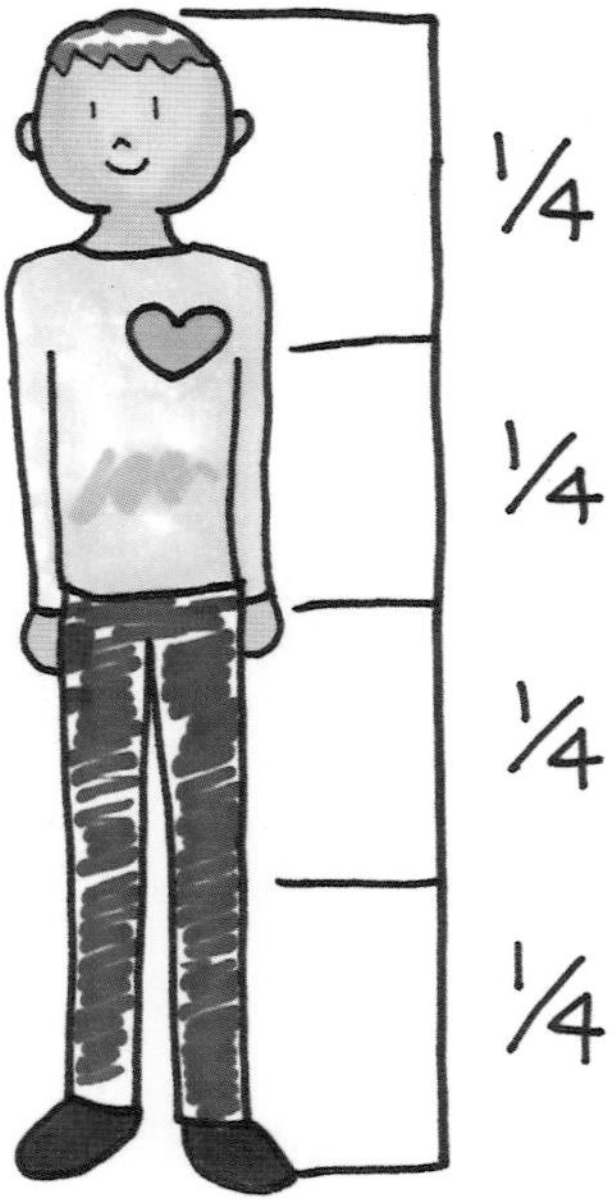

最も負担がかかるのが心臓です。余分な血液と瘀血《おけつ》と呼ばれるドブ川のようなドロドロの血液が返ってくると、収縮と弛緩がうまくいかなくなり、驚くほどの負担をかけ、不整脈や心筋梗塞の原因となるのです。こうして、足の循環が悪くなるだけで高血圧となり、ここからさまざまな病気が始まります。

## ②反射区の刺激によって臓器が活性化する

足裏、足の内側、甲部、くるぶし、ふくらはぎ、膝、太ももには60数個の反射区と呼ばれる臓器や器官に対する末梢神経の束があり、その部分を強く刺激することで、対応する臓器や器官が活性化します。

たとえば胃の反射区を強く刺激すると、その痛みが神経を伝わり脳に届きます。今度は脳が胃に向かって活性化を促してくれるのです。この刺激伝達の真偽についても医師によって実証済みです。

## ③リンパの流れが良くなり身体に抵抗力がつく

足を心臓に向かってもみほぐすことによって、同時に静脈の脇を走っているリンパも刺激しますから、抵抗力がつき細菌やウイルスに負けない身体になります。

以上のように、足をもむことで汚れ、すなわち老廃物がデトックスされ、血液循環が良くなると、酸素と栄養が行き届くので細胞レベルから元気になって、どの臓器にも負担がかからなくなり、健康を取り戻せる。神経も、脳からの情報伝達が良くなり、リンパの通りも良くなる。つまり3つのことが一度にかなうのですから、官足法は一石三鳥の素晴らしい健康法と言えるのです。

## 足をもむときはここに注意！

官足法は安全で副作用のない健康法ですが、より安全で確実に効果を出すために次の約束を守っていただきたいのです。

**①食後1時間は足をもまない**

食後は消化器に血液が集まって消化を助けようとしますから、足もみをすると全身に散ってしまって消化不良を起こします。とくに消化器系統の弱い人は注意しましょう。

**②もみ終わったら30分以内に500cc以上の白湯を飲む**

足もみのあとは血液循環が良くなっています。老廃物を尿としてデトックスするために白湯を500cc以上飲むことになっています。白湯は老廃物を早く尿として排出します。コーヒーやアルコール、カフェインや砂糖、塩分などが入っている飲みものは避けるようにします。腎臓病、糖尿病で重篤な人は、自分で飲めるだけの量に加減してください。また、医師によって水分の制限をされている人は指示に従ってください。

**③妊婦は強もみを避ける**

とくにつわりのある5カ月ぐらいのあいだは、子宮や卵巣の反射区のあるかかと周りはソフトにもみます。ただし、安定期に入ったら普通にマッサージしてむくみを取るようにもむと出産が楽になりますし、元気な赤ちゃんが生まれます。

**④汚れのない骨は直接強もみしない**

骨の上や骨の周りに汚れがあって、それが足のむくみになっているような場合は、骨の形がわかるようになるまでもんでいきますが、形がよく見えている骨の上から強くもむと、骨膜を痛めて骨膜炎になることもありますから、強もみには注意しましょう。

以上のようなことに注意して足首、ふくらはぎ、膝、太ももまでもみ上げていきます。とくに関節は、血管、リンパ、神経、筋などが束になって集まっているところです。これらが汚れて通じが悪いと、足裏の反射区をもんでもどぶ川と同じで流れがスムーズにいきません。老廃物を押し上げることができないからです。

## 好転反応

官足法はだれでも簡単に自分でできて副作用がなく効果が高い健康法ですが、もむと人によってはさまざまな反応が出てきます。そのいくつかをあげてみましょう。これは西洋医学で薬の服用によって起こる副作用とは違って、時間の経過とともに元に戻ってきますから、心配はいりません。現在では、西洋医学でも副作用と言わず副反応という言い方をしています。

もんだ部分が青アザになる。あるいは腫れる。場合によってはその部分が熱を持つことがあります。これは皮膚の表皮近くにある静脈の毛細血管が破れて内出血を起こしている状態ですが、ほとんどの場合、心配いりません。1週間前後で免疫力が働いて、青や赤黒い色が黄色くなり、やがて皮膚の色に同化されて消えてしまいます。そのうえ、脆くなった毛細血管がアザのとれたあとは強い血管に再生されます。かえって強くなるのです。

腫れていても熱を持っていない場合は、海水ぐらいの塩湯に足を浸けます（2～3分を2～3回）。ただ、リンパ系の病気が重篤な人や透析の長い人は、強くもまないほうがいいでしょう。いわゆる瘀血によって血管全体が脆くなっているので、アザがもんだ部分だけでなくほかにも広がっていくことがあるからです。

一時的に茶色の濃い尿が出るのは、たまっていた老廃物が腎臓に集められてデトックスされている良い反応です。とくに具合の悪い人にこの反応が出るのは、とても喜ばしい兆候です。

下半身のむくみが取れて循環が良くなると、「頭寒足熱」になるので、眠くなったり、だるくなったりします。また汗が出るので口や喉が渇きます。もみ終わったら白湯を飲みます。糖尿病の人は低血糖になることがあります。補給のため糖分を用意して足もみをしましょう。

老廃物が取れてくると、むくみや角質が次第になくなって反射区に届くようになるため、痛みを感じやすくなります。たとえば脳梗塞の人などは、もみ始めには痛みを感じず、もんでいくうちに猛烈な痛みを感じるようになります。

慢性化した痛みや症状は老廃物が動き出すために、より反応が強く出て症状が悪化することがあります。アレルギーや慢性化した腰痛などです。また、血糖値や血圧が一時的に高くなることもあります。そのとき、「足もみはやっぱり怖い」などと思わないで続けてください。必ず次第に良い結果が出てきます。

足首が腫れる、静脈の血管が浮き上がる、微熱が出る、かゆみが出るのは、老廃物が動き出して、リンパや血液の循環が追いつかなくなってくるために起こる一時的な症状で、心配はいりません。ただし、症状が重篤な人や高齢者を家族がもんであげる場合は、顔色を見ながら徐々にもんであげましょう。

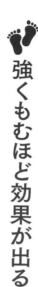

## 強くもむほど効果が出る

「足もみはなぜこんなに痛いの？」「なぜアザができるほど強くもむの？」といった疑問の声を耳にします。医学博士の上田昌司先生は、官足法について医学的な視点で解説しておられます。皆さんが今後実践されるにあたり、先生の記事を一部紹介させていただきます。

『私はこの官足法を元に「足もみがどうして効くのか」を医学的に研究し、足の裏もみを実践してきました。拷問とも言えるほど足に強い刺激を与えてもむのが特徴です。その痛みは尋常ではなく、あまりの痛さに失禁する人もいると言います。いわゆる「痛療法」というものです。足の裏もみで治らない病気はないと言ってもいいほどです。しかも、痛ければ痛いほど効果があるのです。

身体に強い刺激（侵害刺激）が加わると、痛み物質が作られ、そのなかでもサブスタンスPという物質があり、血管拡張作用、血流改善作用、免疫増強作用があり、これらの作用によってさまざまな病状や病気の改善が期待できるのです』

そのほかにも、アルツハイマー型認知症の予防や改善、嚥下《えんげ》の反射を正常にするなどにも効果があるとも言っておられます。また、足もみは痛いだけでなく、もんだ部分が赤くなったりして炎症を起こしますが、これも効果の証として

『炎症が起こると、その部分に炎症性物質や白血球が集まってきます。この炎症性物質には、ブラジキニン、プロスタグランジンがありますが、これらにはサブスタンスPと同様の作用があります。また、炎症を起こすことで白血球が活性化します。そして、白血球の成分であるリンパ球やマクロファージが放出するインターロイキンの働きにより、免疫力が向上します』

と述べておられます。

## 臓器と陰陽五行

人間の身体のすべての臓器や器官は独立して存在しているものはひとつもありません。他の臓器や器官との助け合いによって機能を果たしています。

古代から中国の賢人たちは、この世界の森羅万象はことごとく二律背反《にりつはいはん》にあると考えて、それを陰と陽とし、宇宙間のさまざまな現象を木《もく》、火《か》、土《ど》、金《こん》、水《すい》の5つの要素に分けて、それらが互いに関連していると考えてきました。

木は燃えて火を作り、火は灰となり土となります。土は金属（ミネラル）を産み、金属は水を作り、水は木を育てます。このように5つが互いに助け合い（相生《そうしょう》）、また互いに争い（相剋《そうこく》）ながら万物が形を変えて休むことなく、永久に循環を繰り返していく、とするのが五行の考え方です。

35頁のイラストは人間の臓器と陰陽五行を表しています。これらが互いに関連し、循環してバランスが保たれ、健康を維持していると考えられています。

たとえば臓器のなかで、心臓は陰、小腸は陽です。このふたつの臓器は表と裏の関係にあたり、同じものであると言えます。つまり、心臓が悪い人は小腸も同時に弱いと言えますので注意が必要です。また、大腸にガンができた人は、肺への転移を疑わなければいけません。

より詳しくこのイラストで相生、相剋について見てみましょう。

**間臓者生**《かんぞうしゃせい》

隣り合った臓器（オレンジの矢印で示した関係）は互いに助け合う関係にあり、これを相生と言うと述べました。相生の関係は臓器の働きを支配しています。つまり、心臓と小腸は脾臓や胃と、脾臓や胃は肺や大腸と、肺や大腸は腎臓や膀胱と相生の関係にあります。これらが互いに助け合っている関係にあるときは健康ですが、ひとたびバランスが崩れてしまうと大変です。

脾臓は血液を一時的に蓄えておいて、その循環量を調節したり、古くなった赤血球を破壊して血液の再生をする役目を持っています。脾臓は心臓と同様、循環器の一器官として重要なことは近代医学でも証明されていますが、相生の関係から考えても同じことが言えます。

互いに助け合う相生の力が働けば、病気が重くならずに助かることも多いのです。たとえば、

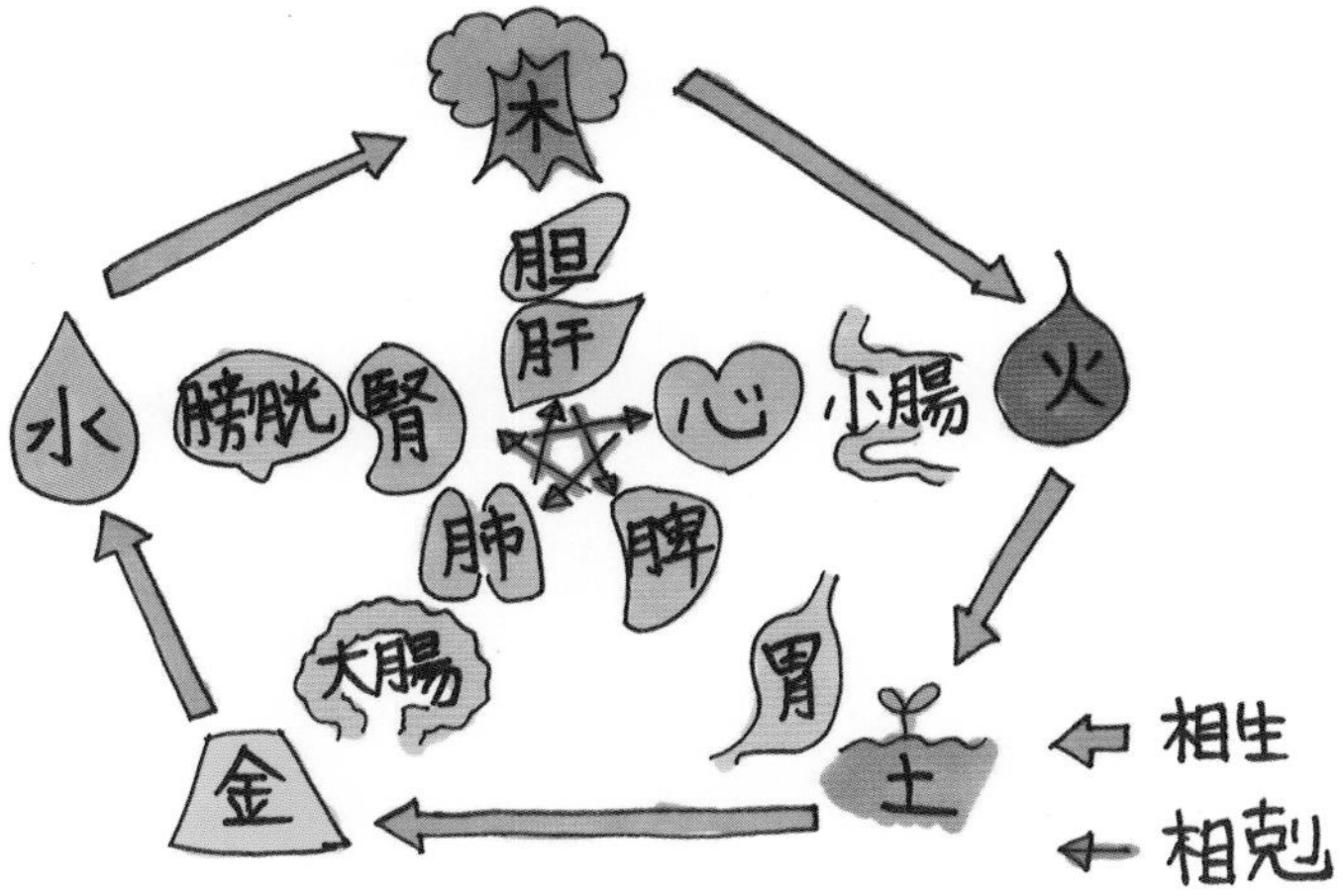


心臓が心筋活動のバランスを崩すと、血液循環の量に影響を与え、脾臓の具合が悪くなります。しかし、この場合は脾臓自身の病気ではないので、心筋活動が良くなれば自然に良くなります。心臓と肺のあいだに脾臓があり、脾臓と腎臓のあいだに肺がある。また、心臓は肝臓と脾臓のあいだにあるという関係から、心臓と肝臓が健康であると脾臓も健康になります。

　脾臓が健康であれば、血液が質量ともにバランスよく保たれ、ひいては腎臓もよく働き、老廃物を排泄できる。こうしてきれいな血液は肺の負担を軽くして肺も丈夫になる。この良いほうに向く循環を「間する臓は生きる」間臓者生と言います。

## 相剋と七伝者死《しちでんしゃし》

人間の身体がどんどん弱っていくと、まず腎臓が働かなくなります。腎不全になり、尿毒症を起こし身体中に毒が回っていきます。そして最後は心臓と肺が働きを止めて死に至ります。このことを臓器に当てはめた陰陽五行で説明していきましょう。

隣り合わせの臓器が互いに助け合う関係、つまり相生の関係にあるということは述べました。逆に互いに対立する相剋という臓器の関係について説明しましょう。

相剋とは、五行の木、火、土、金、水がひとつ置きに対立する関係を言います。木は鋤《すき》や鍬《くわ》となって土を砕き、土は堤防となって水を止め、水は火を消します。火は金属を溶かし、金属は斧となり木を切ります。

この関係を臓器に当てはめると、肝臓（木）は脾臓（土）を剋し、脾臓（土）は腎臓（水）を、腎臓（水）は心臓（火）、心臓（火）は肺（金）、肺（金）は肝臓（木）を剋すということになります。

37頁のイラストを見てください。心臓と肺は①の矢印で、相剋の関係にあります。身体を循環してきた血液は心臓に戻り、そこから肺に押し出され、肺で自然界とエネルギー交換、つまり炭酸ガスを体外に出し、酸素を取り入れます。心臓と肺は互いに密接な関係があるので、心

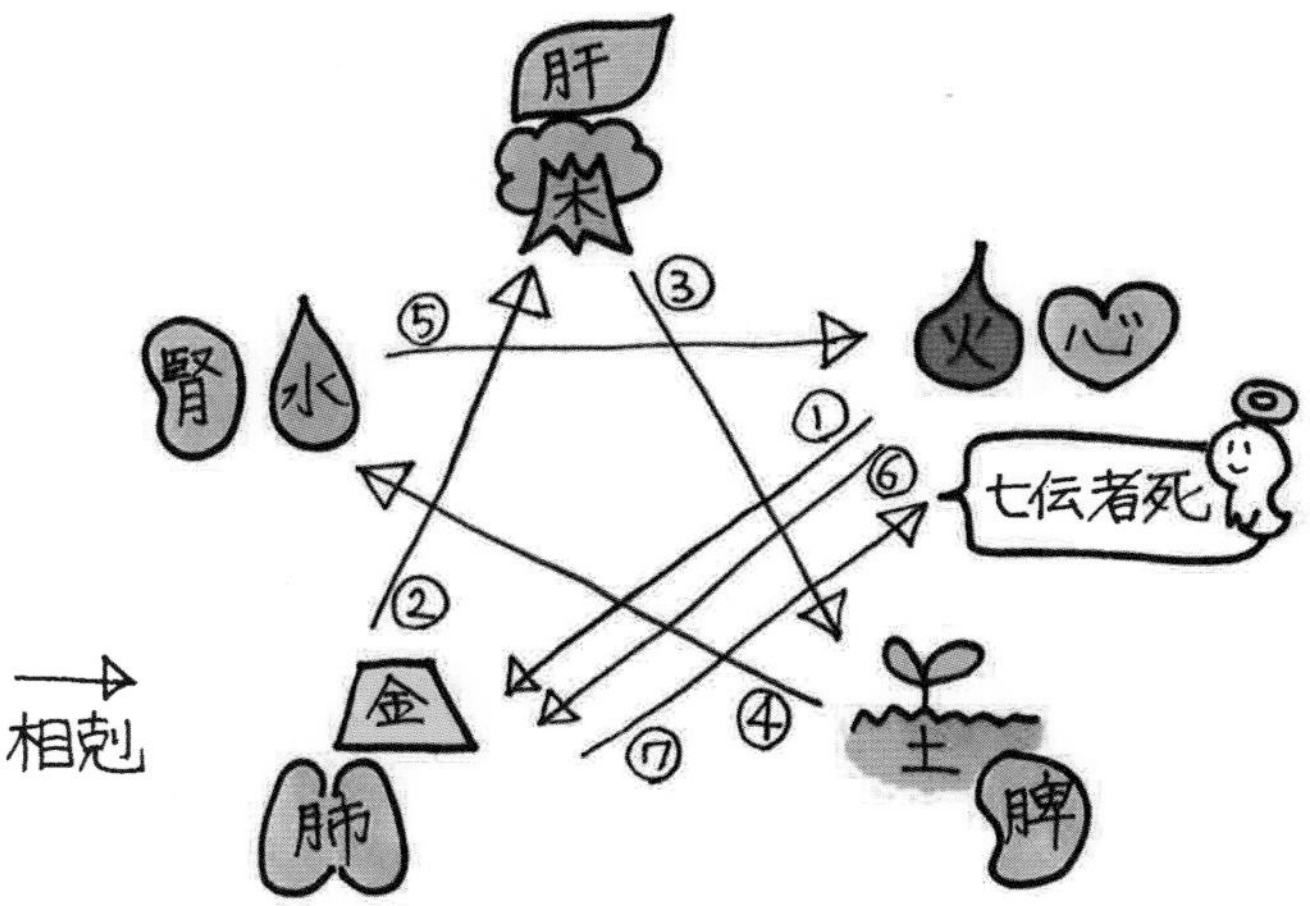


臓に病があり、火の気が勝ったときは肺が真っ先に影響を受けます。そして、肺の健康が崩れたり、肺嚢《はいのう》に異常をきたすと酸素の吸入が減り、血液の質が悪くなります。そこで肺と相剋の関係の肝臓が痛みます。胃、腸、胆嚢、脾臓、すい臓など内臓の血液は、肝臓の門脈にすべて集まります。血液と栄養の貯蔵器官である肝臓に、質の悪い血液がやってくれば、肝臓はたちまち故障してしまいます。

このように、心臓の病が肺に伝わり①、肺の病が肝臓に伝わり②、さらに肝臓から脾臓③に、脾臓から腎臓④に移り、ここで腎臓の働きが崩れると尿毒症という状態になってしまいます。腎臓から心臓に移り⑤、こうなると悪くなった心臓が肺からの病を移され心受肺病伝⑥、その肺がさらに心臓から来る原因で病気の影響を受ける肺受心病伝⑦と七重になって、漢方医学では七伝者死として、助かる見込みがないとされています。心肺停止が西洋医学でもいまのところ人の死とされています。

さてこのように相生と相剋の関係は、アクセルとブレーキの関係に例えることもできます。この相剋の関係を生かして健康になる方法もあります。

一例をあげると、働き過ぎる臓器にブレーキをかけるということです。心拍数が上がって脈が早くなってくるような場合、これにブレーキをかけて働きを抑えなければなりません。この場合、この相剋の関係を応用して腎臓の活性化を図り、心臓の働きにブレーキをかけます。腎臓の反射区をしっかりもんでいきます。燃え盛る火（心臓）を水（腎臓）で消すのです。

## 五行と病気

木、火、土、金、水の五行に属する臓器とつながりの深い病気との関係を見てみましょう。

木―肝（胆嚢）この胆の臓は、血流量のバランスをとったり、自律神経のバランスをとったりして、抗ストレス作用の働きを担っています。ここが弱ると、目の病気、筋肉痛、自律神経失調症、不眠症、高血圧、手足の麻痺、アレルギー疾患などの病気になりやすいのです。

火―心（小腸）心の臓は、血液循環、精神神経疾患を司っています。ここが弱ると、血液循環が悪化して、高血圧、心臓衰弱、心疾患（動悸、息切れ、不整脈、狭心症、心筋梗塞）などが起こります。また、不眠症、健忘症、神経症、高血圧による脳梗塞、動脈硬化などが起こりやすくなります。

土―脾（胃）脾の臓は、消化吸収、統血作用、免疫機能、水分代謝などを司り、ここが弱ると、免疫力が低下してウイルスに侵されやすくなり、風邪、帯状疱疹など、ウイルス性疾患にかかりやすくなります。また、食欲不振、出血性疾患、胃腸障害、下痢、低血圧症状（貧血、めまい、冷え性など）、糖尿病、むくみ、肥満などになります。

金―肺（大腸）肺の臓は呼吸器、水分代謝、皮膚代謝を司ります。ここが弱ると、喘息、鼻炎、皮膚病、気管支炎などのアレルギー性疾患にかかりやすくなります。また、蓄膿症、顔や上半身のむくみなどが起こりやすくなります。

水―腎（膀胱）腎の臓は、泌尿器、生殖器、消化吸収、呼吸、造血作用、水分代謝、免疫機能、運動など、多くの機能を司っています。官足法で最も重要とされていて、ここが弱ると、成長遅滞、急病、難聴、耳鳴り、足腰の痛み、ホルモン失調、頭痛、めまい、貧血、不眠症、高血圧、糖尿病、頻尿、夜尿症、脳の衰え、不妊症、冷え性、前立腺肥大、精力減退など、あらゆる病気に要注意となります。

（）内の臓器は陽で、まったく同じ作用をする表と裏の関係です。

# 第2章
# 自分の足を見てみよう

## 足にも脈がある！

病院で診察を受けるときに、手首（前足）の付け根の脇を親指の腹で脈をとってくれることがあります。この脈、実は後ろ足の同じ場所にもはっきり打っている場所があるのです。

ここの脈がとれないということは、くるぶしまで汚れで埋まっているということ。脈がとれないばかりか、上半身の反射区や下半身の反射区も埋まっていて、凹みがない状態になっているのです。

そうなると、血圧が高くなったり免疫力がなくなって、ウイルスや細菌にも簡単にやられる弱い体質になっていくという自己診断ができます。

人の顔と同様に足もまた十人十色。本当に皆違います。「馬鹿の大足、間抜けの小足、ちょうど良いのはただの人」などという言葉がありますが、大きい足、太い足、細い足……、足もさまざまです。

太い足の人は「身旺《みおう》」と言って、血気盛んで見た目が元気で陽気な人が多いです。ところが、老化とともに血液循環が阻害されると、血圧が高くなり、放置しておくとある日突然、脳血栓、脳溢血《のういっけつ》、クモ膜下出血などになり、半身不随という恐ろしい結果を招くことになります。

反対に、どちらかと言うと細い足の人は「身弱」と言って、神経質で頑固、良く言えば思慮深くておとなしい、悪く言えば暗い人が多いです。こういう人に血液循環の阻害が起これば、ふくらはぎの筋肉のあいだだけでなく、関節のあいだにも乳酸や尿酸化合物などの老廃物がたまります。硬くなって関節を曲げたり足を伸ばしたりする度に、神経を直接圧迫、刺激することになり、曲げ伸ばしが苦痛となって次第に曲がったままになります。こうして、いわゆるリウマチ、神経痛などの神経系統の病気に発展します。

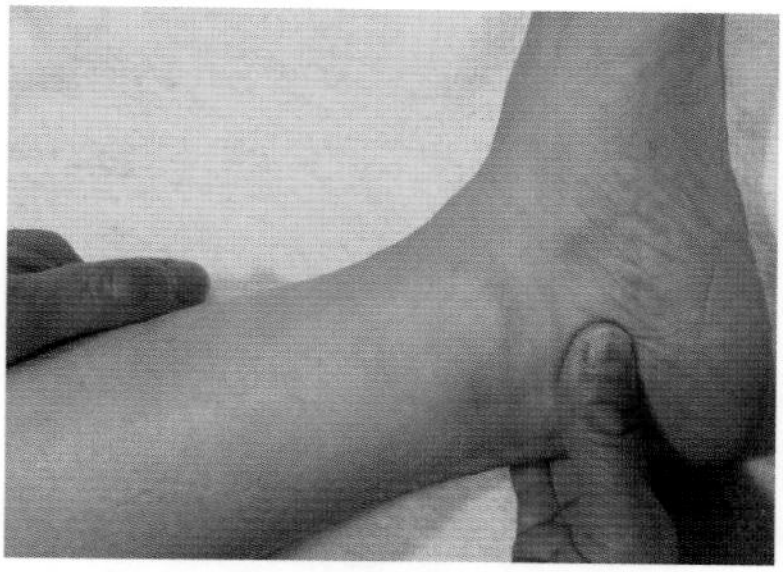

親指で押している部分が足の脈の位置

さて、あなたはある日突然に半身不随がやってくるのがいいか、痛みに耐えながら徐々に指先の関節から曲がってくるのがいいか、どちらを取りますか？

どちらも嫌ですね。だったら、足をもんでもみほぐしましょう。足の先からふくらはぎ、太ももに至るまで柔らかくなってどこまで押しても硬いところのない足にしましょう。

老廃物は筋肉、筋、骨の脇、皮下とたまってきますから、指で触っていってボコボコと凹凸がある滑らかでないところを押して潰して、心臓に向かって流すようにもんでいきます。

## ふくらはぎは第二の心臓

ふくらはぎは、動脈の先端、つまり毛細血管から酸素と栄養を細胞に届け、酸化化合物などの老廃物を静脈の毛細血管から受け取って、再び心臓へと送り返す役目を担っています。

歩くときはかかとで着地して、各指の付け根の関節（ＭＰ関節）で受け、指先に力を入れ、地面を蹴って前進します。そのとき、ふくらはぎと太ももの筋肉は収縮し、地面を離れると弛緩します。

これらの筋肉が収縮と弛緩を繰り返すことで、静脈中の血液が心臓に向かっていくのを助けます。これが、ふくらはぎが第二の心臓と言われる由縁です。

そのうえ、静脈の血管にはところどころ逆止弁という血液を逆戻りさせない弁があり、筋肉が心臓へ送り返す働きを助けます。

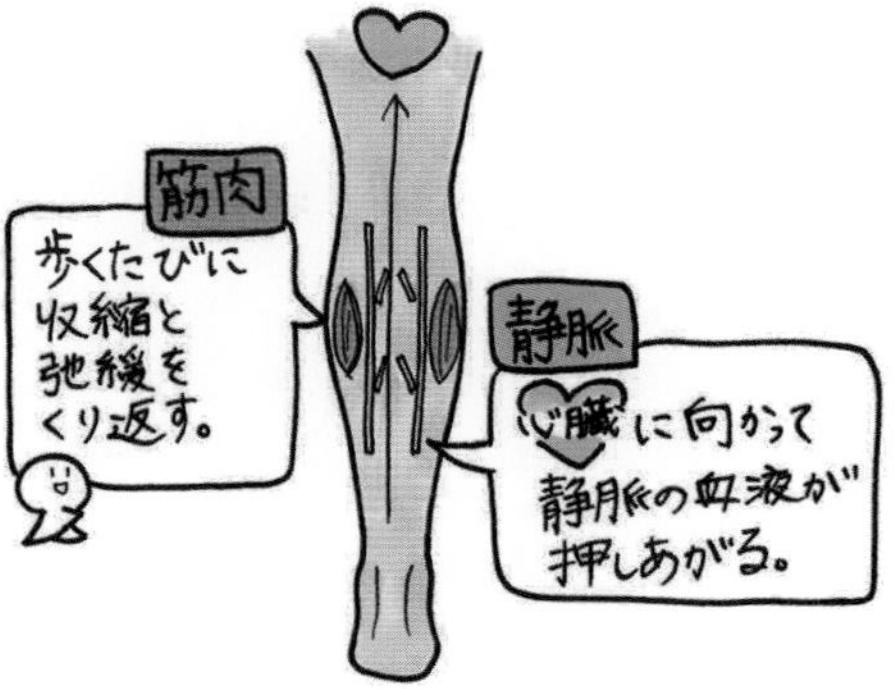


したがって、力を入れていないときには柔らかいふくらはぎで、力を入れるとカチカチに硬くなるふくらはぎが第二の心臓の役目を立派に果たすのです。これが、力を入れても入れなくても柔らかいふくらはぎならただの年寄り、力を入れても入れなくてもカチカチでパンパンにむくんだ足ならただの大根なのです。これではどちらも心臓に血液を返せませんから、歩けば歩くほど心臓に負担をかけることになります。そしてさらに血液循環を阻害していきます。

## 指先の変化に注意！

老化は心臓から一番遠い足から始まります。足のなかでも一番遠いのは指先です。血液循環の阻害が一番早く起こるのが指先なので、指先から硬くて冷たくなります。

まず爪の変形をチェックしましょう。指先が硬くなると爪が伸びるのを阻害します。そうするとまず、巻き爪になります。爪は皮膚が角質化したものですから、指先が硬くなると伸びることができません。そして肉に食い込んだり反り返ったり曲がったりします。さらに爪の色が黒くなったり水虫に冒されたりして、小さくなる、もしくは剥がれるようになると、内臓の病気を疑わなければなりません。

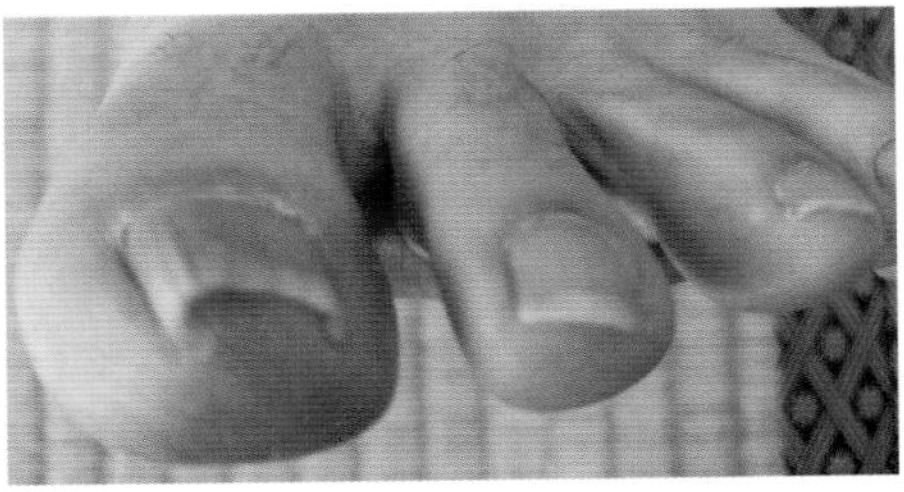

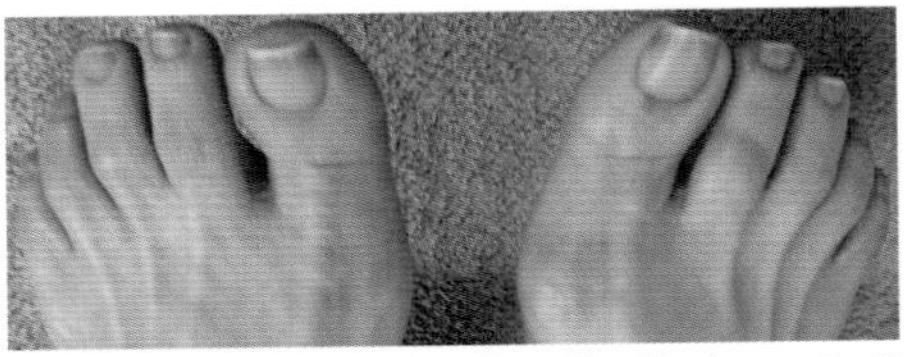

上は巻き爪。下は親指の内側が膨れて第二趾にくっついている

親指の内側が膨れていて、両足を床に置いたときに親指と第二趾がくっついている人は、将来ボケるかもしれません。親指の内側には大脳、小脳、脳幹、三叉神経など脳の重要な部分があるからです。第二趾と第三趾は目の反射区、第四趾と小指は耳の反射区とされていますから、それらの爪や指に変形が起こると、白内障や耳が遠くなるなどの老化現象と呼ばれる症状が出てきます。

# くるぶしは90度以上曲がりますか？

くるぶしの内側の凹みは下半身のリンパ腺、外側の凹みは上半身のリンパ腺の反射区です。ここが詰まって凹みがないと、内側の場合は横隔膜より下の大腸、小腸、子宮（前立腺）、卵巣（睾丸）などの病気になりやすくなります。外側の場合は横隔膜より上の呼吸器、心臓、頭部などの病気に要注意という判断ができます。

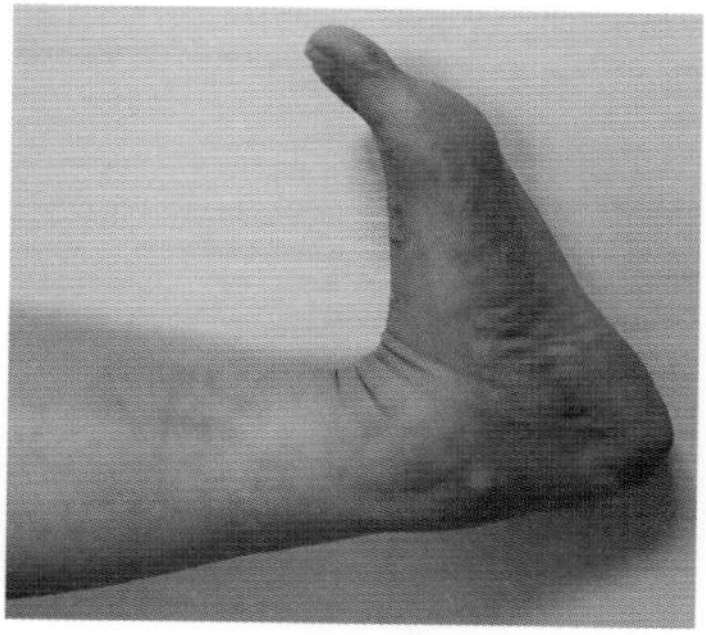

足の外側の小指の付け根は肩の反射区、くるぶしの下の凹みは膝の反射区ですが、これらが埋まっていると肩が凝ったり頭痛がしたり、膝が痛くなったりします。また、内くるぶしの上部が硬くてくるぶしの骨がよく見えない人は、直腸筋が弱っていて、便秘や痔に悩んでいる人が多いです。

あなたのくるぶしは90度以上曲がりますか？

年齢とともにくるぶしの周りが汚れで硬くなり、90度以上曲がらなくなります。そうなると、和式のトイレには座れなくなります。大股で歩行することが困難になります。つま先でのヨチヨチ歩きになってしまいます。もちろん走ることは無理です。

くるぶしで詰まってしまうと、臓器や器官の抹消まで血液が行かなくなって、血圧が上がったり、抹消に神経が伝わらないので、パーキンソン病やメニエール病といった末梢神経障害と言われる症状が発症するのです。

## 骨格の歪みは頸椎が原因

カイロプラクティックや整体などは、主に骨の歪みを矯正して、歪みによって悪影響を受けている臓器や器官の正常化を図ろうというものです。これは主にバックボーンと言われる頸椎、胸椎、腰椎、仙骨、尾骨、尾底骨を押す、ほぐすなどしていきます。

骨盤が歪むとO脚になったり、X脚になったりすると言われています。では骨盤が歪むのはなぜか。私は、いわゆるバックボーンのなかで身体の歪みを作る一番の原因になるのは、頸椎ではないかと考えています。頸椎が交通事故によるむち打ちや内臓の病気など、なんらかの原因で歪む。仮に病気でなくても一日中パソコンの前で仕事をする人などは頸椎を歪めます。こうして頸椎が歪むとその歪みのバランスをとるために、肩が張ったり背中（胸椎）が張ったりします。やがて背中が曲がってきます。背中が曲がると骨盤に歪みが起きます。骨盤の歪みは腰痛や股関節の痛みを起こし、やがて膝痛となっていきます。こうして関節の変型や歪みと、

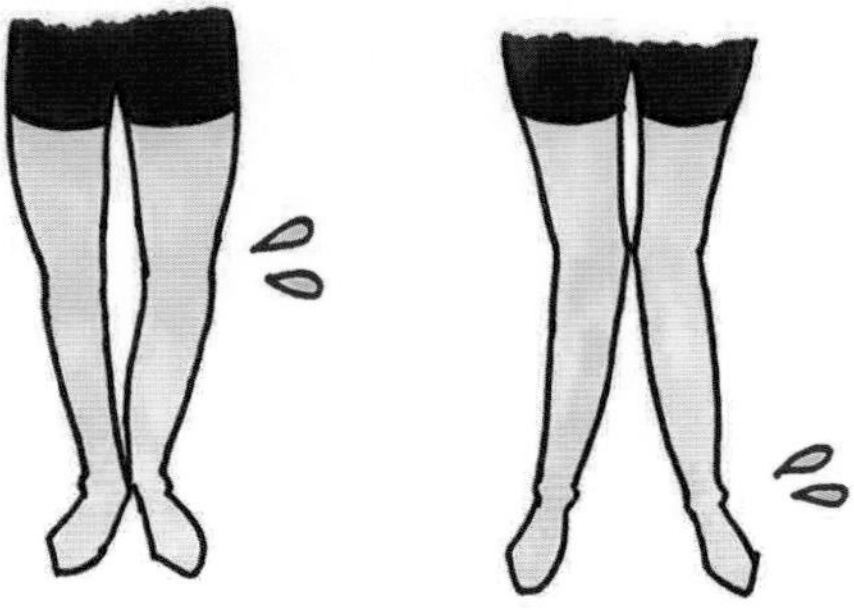

加齢とともにクッションの役目をしている軟骨がすり減ったり飛び出したりしてスベリ症やヘルニアになったりします。自分の身体が歪んでいるかどうかは靴の底の減り方で分かります。靴の外側がすり減っていく人はO脚で、反対に靴の内側がすり減っていく人はX脚です。変形してしまっている骨を物理的に矯正することは難しいのですが、O脚の人もX脚の人も一直線上を歩くようにして、O脚の人は内股に歩く、X脚の人はがに股で歩くようにすることを心がけると膝や股関節の痛みが緩和されるはずです。

官足法では、頸椎、副甲状腺、胸椎、腰椎、仙骨、尾骨、尾底骨までの反射区に沿って骨についている汚れを削り落とすよ

うにもんでいきます。首の痛みや背中の痛みが緩和されると自然にバックボーンが整って自然な良い姿勢になっていきます。

## 外反母趾・内反小趾による痛みの緩和

あなたの足指は、揃えて置いたとき指と指のあいだが空いていて、下のカーペットや畳、あるいは床が上から見えますか。見えない人は写真のように外反や内反を起こしていて首から上のトラブルを起こすことが多いと言えます。たとえば目、耳、頭痛、三叉神経痛などや、記憶に障害が起きて認知症の予備軍となる可能性が高いと言えます。

外反母趾は足の親指の付け根のMP関節が変形し内側に曲がってしまうことを言いますが、ほとんどの外反母趾は同時に内反小趾、つまり小指の中足骨も親指側に向かって変形していきます。とくに女性のほうが筋肉の力が弱いので、足指を支える筋肉が弱って楽な内側に曲がりやすいと言えます。例外もあり、子供のときから外反母趾という人もいます。

これらのほとんどはハイヒール、トウシューズなどのような先が狭く指先を先端に突っ込んでしまうタイプの靴を長年履いてきた結果、変形が起きたものと考えられます。一度変形した足指は中敷きなどではなかなか元には戻りません。しかし、各指の付け根のＭＰ関節をもんで指と指を開けるようにすると痛みも楽になりますし、外反母趾、内反小趾によるさまざまな症状が良くなっていきます。外反母趾の場合は、すぐ喉が痛くなる、頭が痛くなる、腰痛、正しく歩けないなどの症状が不思議なほど改善するのです。喉の反射区、胸部のリンパ腺、親指の周り、つまり甲状腺、副甲状腺などをよくもみます。また、内反小趾の場合は耳が遠くなる、肩こり、平衡感覚が悪くなってめまいや立ち眩みなどが起こります。足の小指を中心に、脳下垂体、平衡感覚、第四趾、小指を付け根までよくもみます。

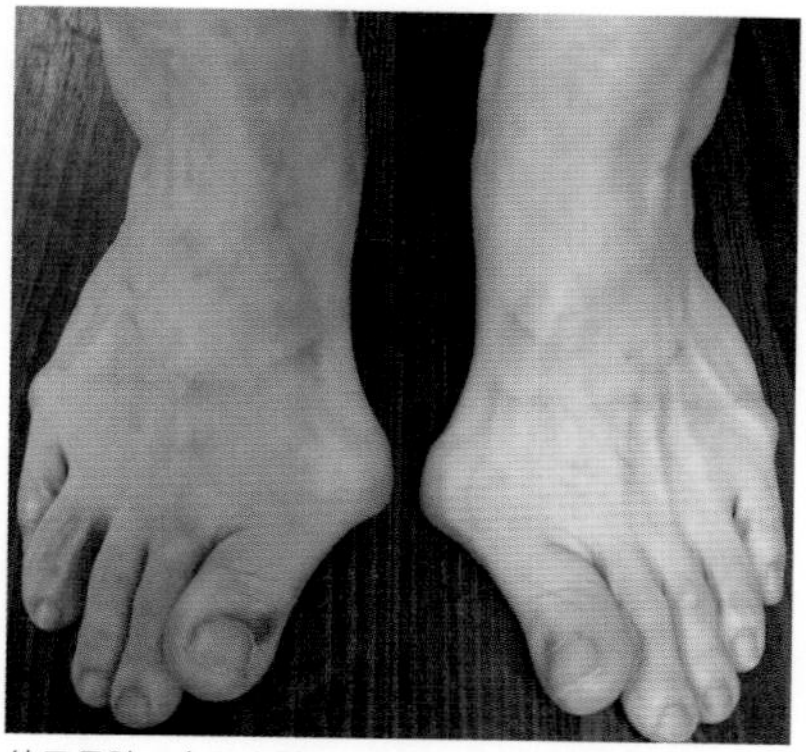

外反母趾で内反小趾

結論を言えば、足指の骨の変形は手術でしか改善はされませんが、変形によって起こる症状や痛みを緩和したり、取り去ったりはできるのです。

## 土踏まずをしっかり作る

足裏の「土踏まず」には消化器の反射区が集中しています。この土踏まずが老廃物で埋まっている扁平足の人を「土踏まず」とは呼ばず「土踏む踏む」と私は呼んでいます。通称〝ベタ足〟の人で運動が苦手で疲れやすい人が多いです。

この部分は、胃、十二指腸、すい臓、小腸、大腸など重要な消化器の末梢神経の束が集まっています。したがって、この土踏まずが埋まっていたり肉厚な感じのする人は、バテやすく胃腸障害の起こりやすい人です。そればかりでなく、長生きがおぼつかなくなります。足裏から全体をもんだあとに、土踏まず、とくに胃、十二指腸、すい臓、小腸、大腸の反射区を時間をかけてよくもみましょう。

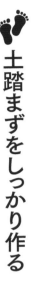

以上のように、足の反射区総合図表を見ながら足裏もよく点検してください。硬くて押すと痛いところや、タコ・魚の目などがある人は注意が必要です。

一例をあげると、すい臓の反射区を親指の腹で押して痛い人は、糖尿病の気《け》があると言えます。足裏に小さなしこりがある場合は、その部分がガンだったという報告もいくつかあります。

このように足を見てつねに点検を怠らなければ、足はあなたの主治医として活躍してくれます。もちろんいずれの場合も、足をもむことで柔らかい、温かい足にしておけば心配ありません。35年、10万人の足を見てきた私の結論は、悪いところを見つけるのではなくて、足もみを励行して病気への心配のない身体を作ることが第一だということです。

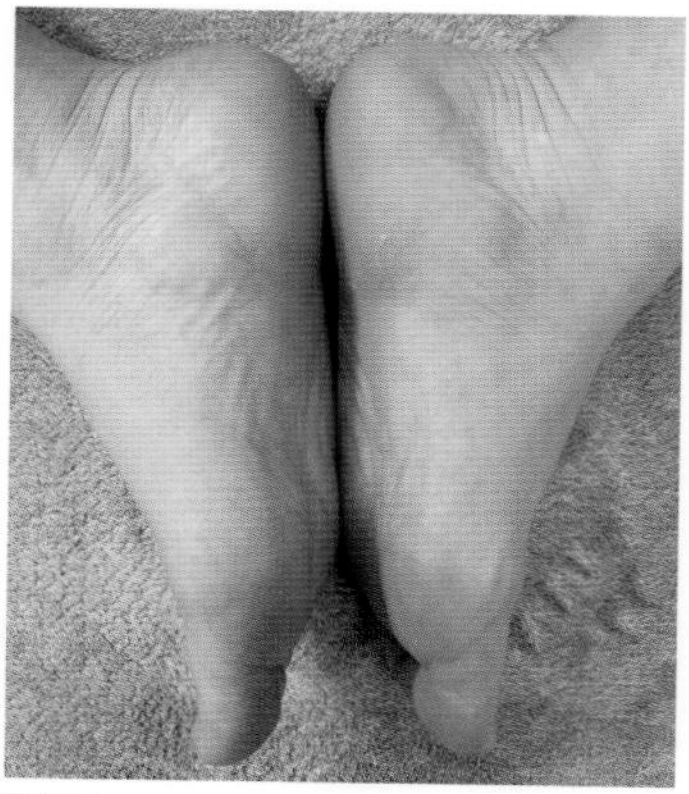
扁平足

# 第3章

# 実践！　官足法

## 必ず左足からもむ

クリームを塗って左足から始めます。理由は、左足が陽、右足が陰という東洋医学の原則で、陽は陰を助けるとされているからです。また、左足には心臓の反射区があります。気分が悪くならないように、そこを刺激しておきます。

官足法は足をもむだけで細胞の老化を防ぎ、臓器や器官を活性化させて身体の抵抗力をつける一石三鳥の超健康法です。

官足法では、足裏をもむためのグリグリ棒、かかとや膝、太ももなどをもむ赤棒、体重をかけて足裏を刺激するウォークマットⅡなど便利な健康グッズがありますが、もちろん自分の手や指でもむこともできますし、皮膚を傷めないものならボールペンやライターの角でもんでもいいのです。棒やその他のグッズを使う場合は、皮膚を傷めずすべりやすくするために、家庭にあるクリームを必ず塗ってください。

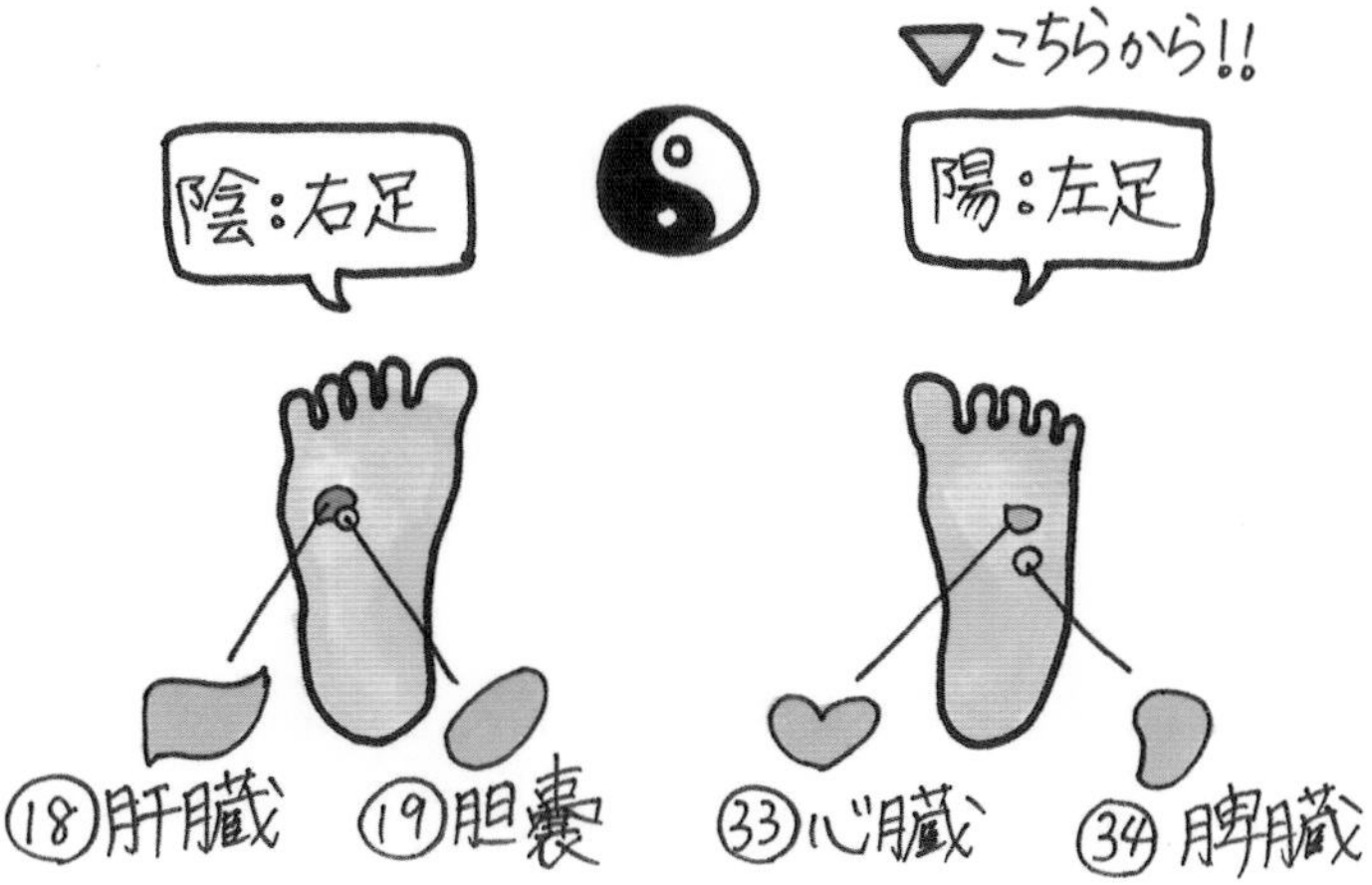


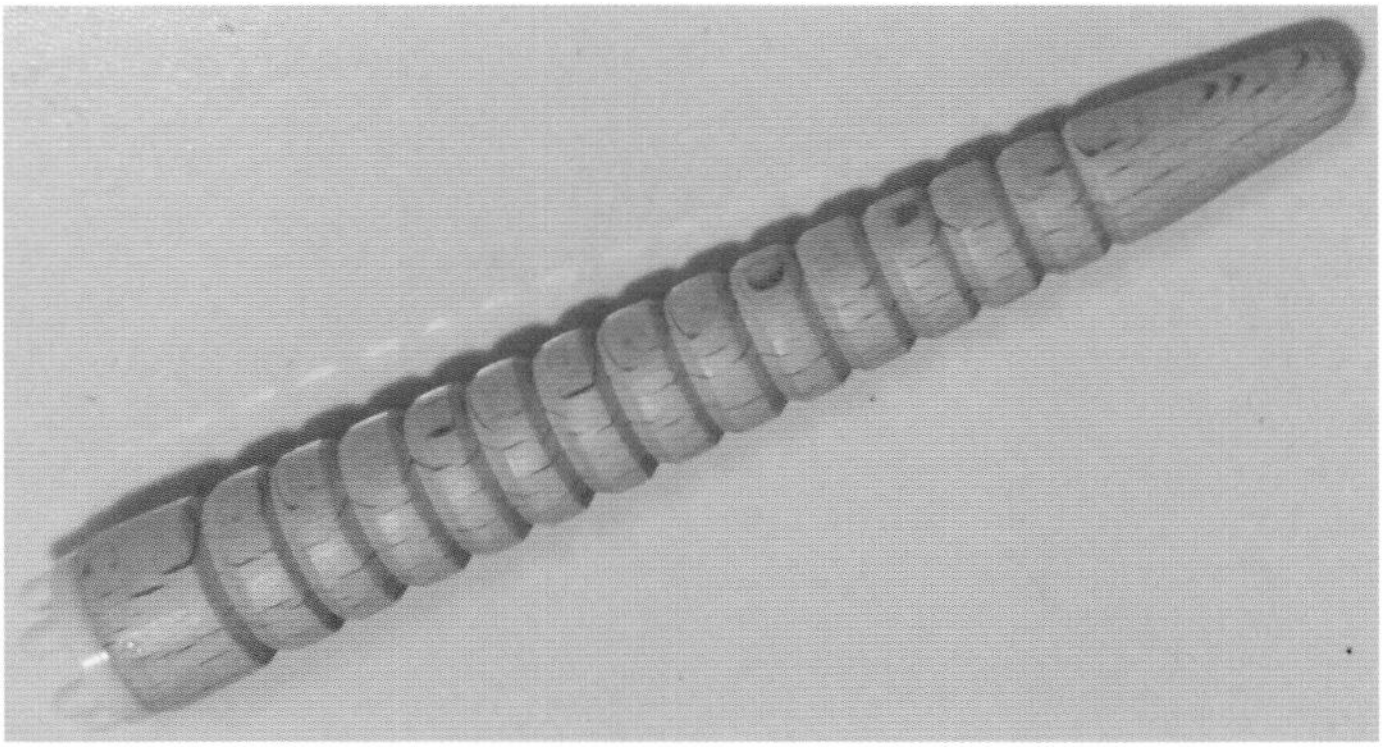
グリグリ棒

## グリグリ棒の使い方

グリグリ棒は官足法の基本アイテムで、いまでは100円ショップ、全国の健康グッズの売り場で似たようなコピー商品が売られています。35年前に官先生が台湾から持って来られたのは、棒先が太いほうと細いほうに分かれていて14本の溝がある単純な形状のものでした。現在のグリグリ棒は、太いほうに王冠のような突起が6つ出ていて、もう一方が普通の棒先になっています。普通の棒先は足裏や甲部、ふくらはぎなどをもみ、王冠のほうは主に5本の指先をもむのに使います。角質化したかかとなど硬いところをもんで柔らかくするのにも使います。

それでは、まずは準備運動です。右手と左足指を組んでください。そして右回り5回、左回り5回ぐらい回します。次に、指のあいだ、かかと、ふくらはぎ、膝と膝裏、太ももをよくほぐすようにマッサージしておきます。

グリグリ棒の持ち方は写真のように押したとき棒先が動かないように両方の手を使い腕や手首を固定して、硬くなったところを押して潰すように深く点押しでもんでいきます。その後心臓に向かって流すように少しづつずらしながらもんでいくのがコツです。つねに姿勢を正しくして脇を締め、肩や肘、手首の力を抜いて体重をかけるように前傾姿勢でもんでいきます。このとき、ゆっくり大きく息を吐きながら棒先に力を集中していきます。硬くなった汚れを「押して、潰して、流す」これが原則です。

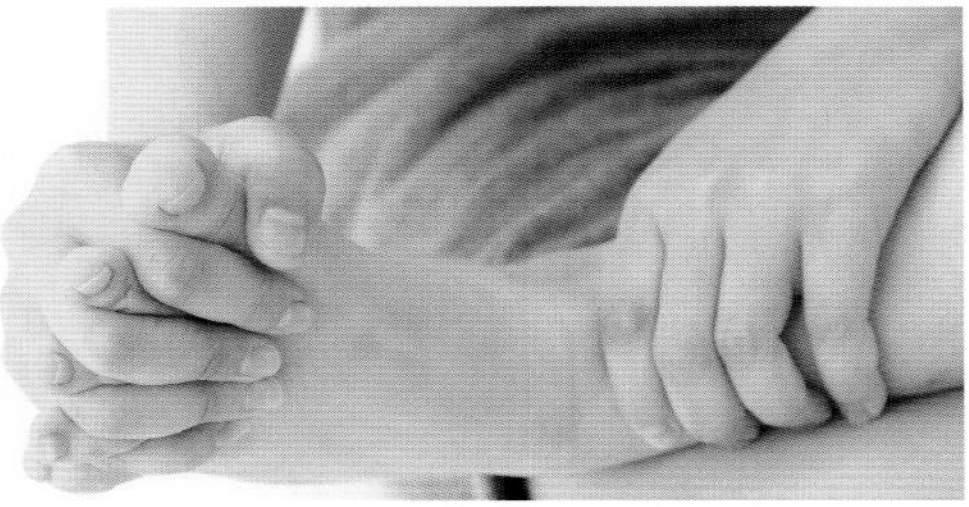

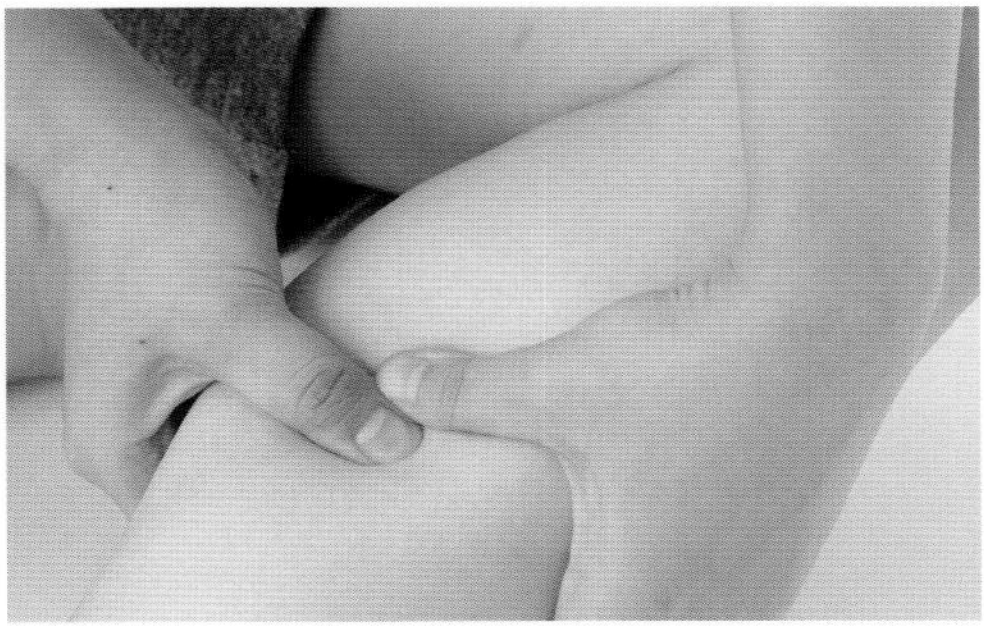

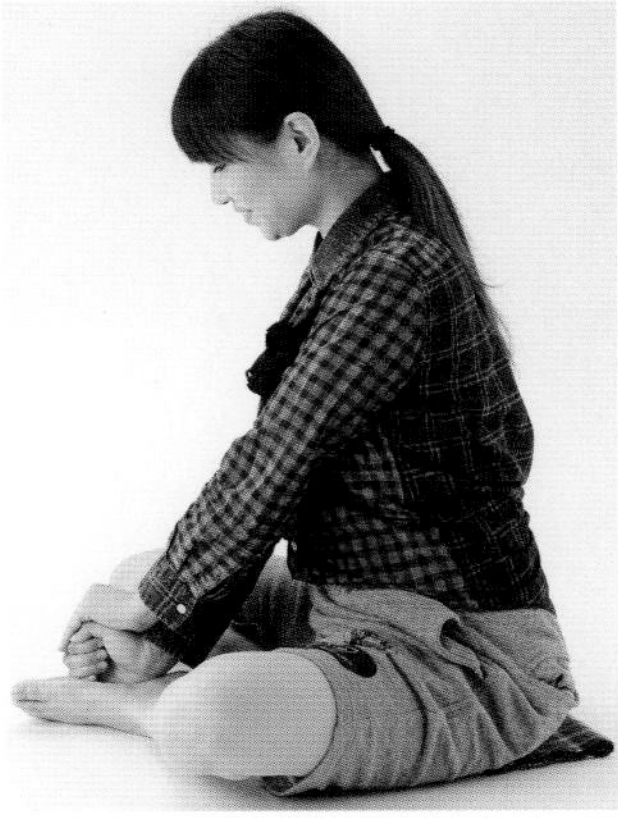

# 足裏

## 腎臓㉒　輸尿管㉓　膀胱㉔

腎臓の反射区は足裏のほぼ真ん中にあります。かかとの左上、骨の脇から足の内側に続く膨れている部分が膀胱の反射区で、これを結ぶ斜めの道の部分が輸尿管です。

まずグリグリ棒で腎臓の反射区を500円玉ぐらいの範囲で1点ずつ汚れを押し潰すようにもんでいきます。それから突っ込んでは少し斜めにずらす、またずらす、そして輸尿管、膀胱まで、硬いところを潰して流すようにもんでいきます。同じところを3回ずつぐらい強くもむようにします。

この反射区は官足法で最も重要とされていて、もみ始めたときともみ終わったときの2回くらいはもんでおきましょう。

《アトピー・花粉症・喘息・腎臓病・肝臓病・高血圧・リウマチ・痛風・膀胱炎・尿道炎・尿路結石に対応》

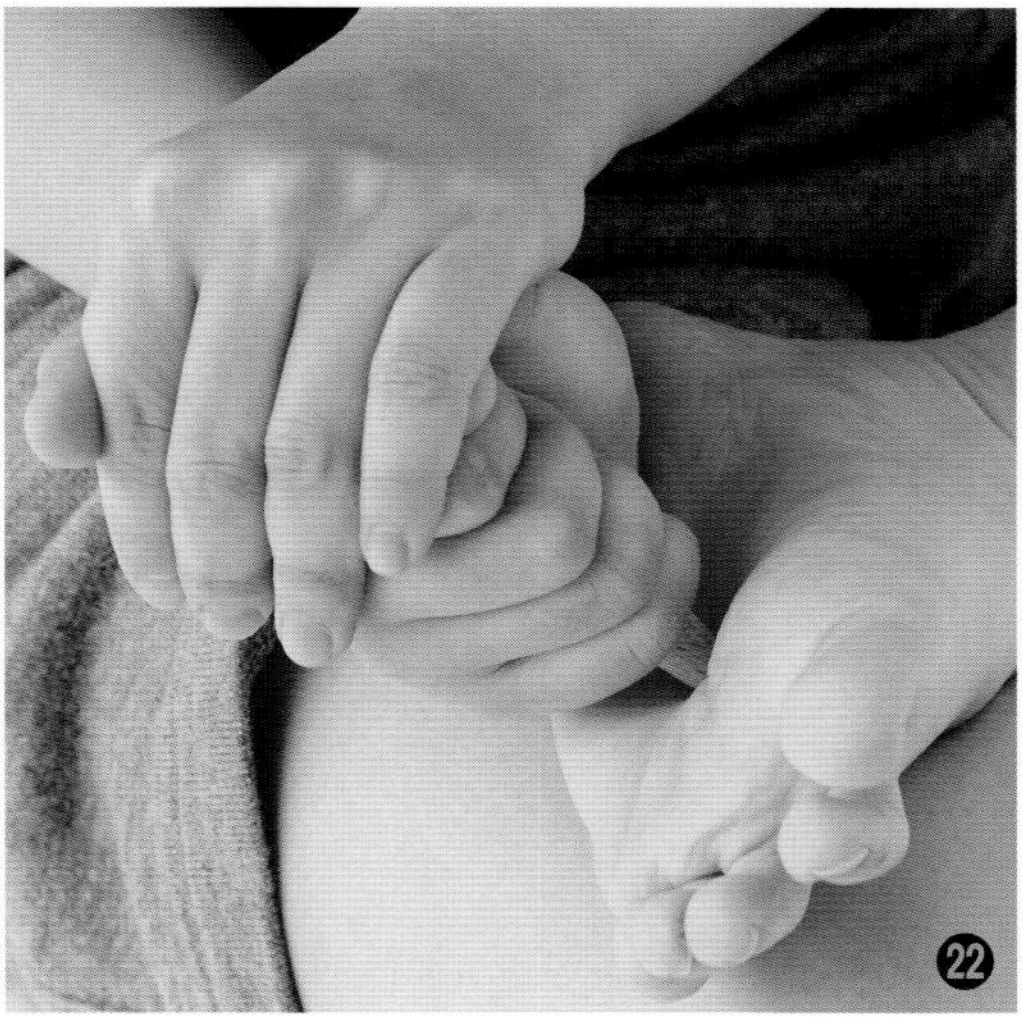
22

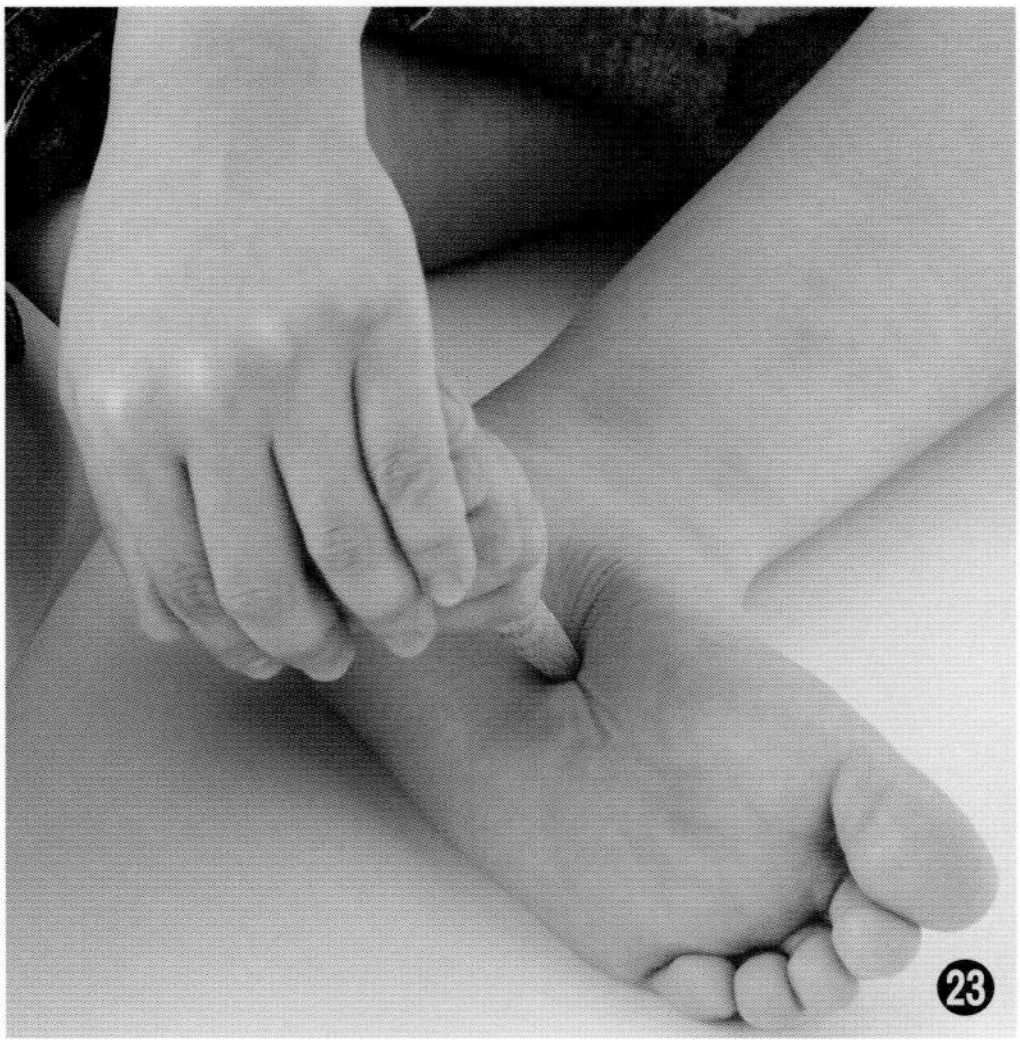
23

大脳の右半球❶　前頭洞の右半分❷　脳幹・小脳❸　脳下垂体❹　右の三叉神経❺　鼻❻　頸（首）❼　右目❽　右耳❾

これはいずれも、心臓から一番遠い場所、一番早く硬く冷たくなる場所です。反射区を見て

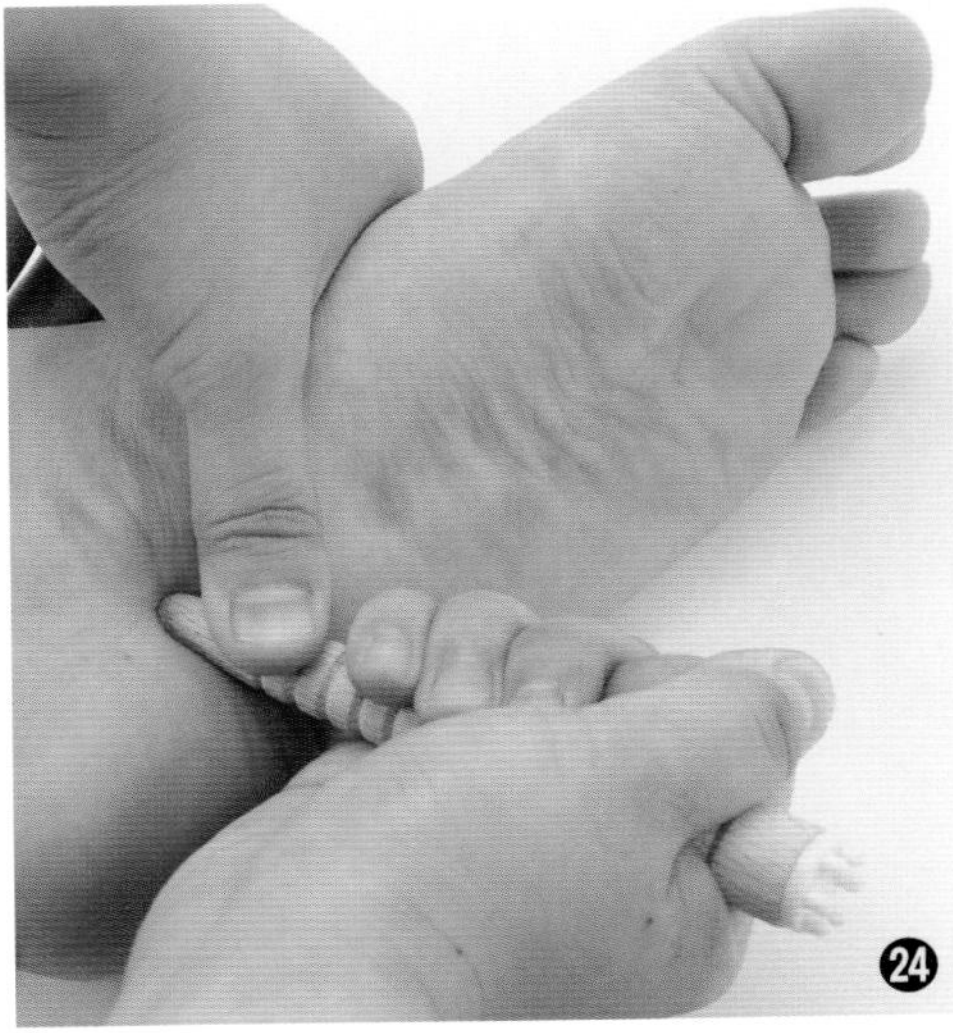


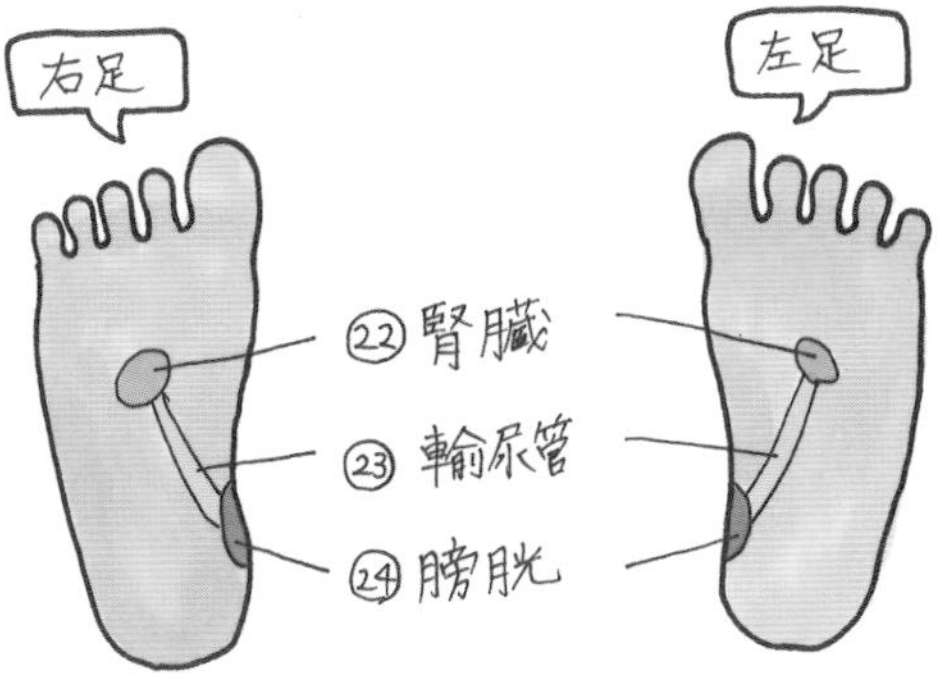

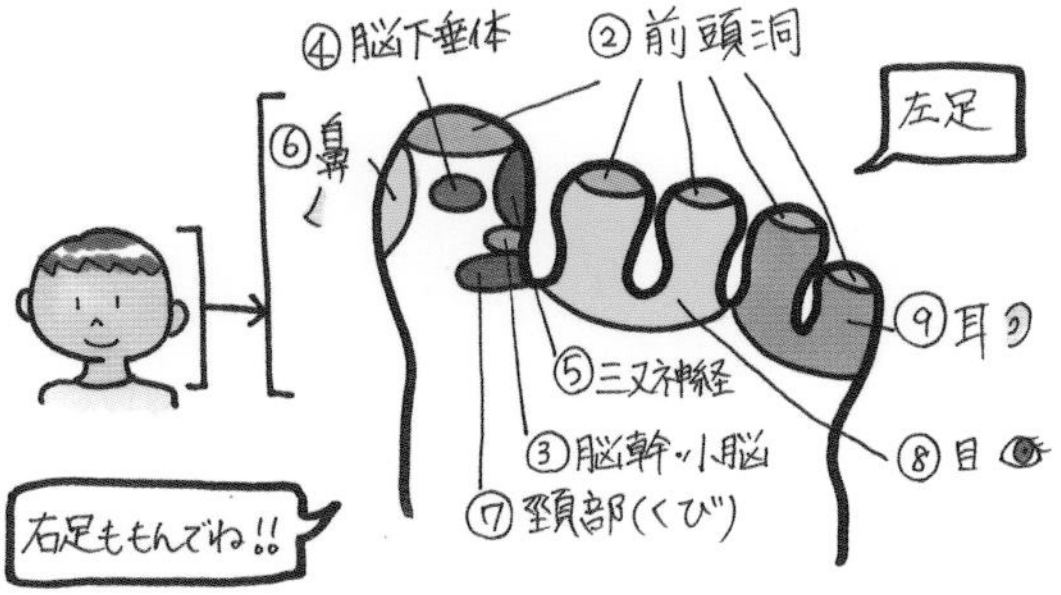
④脳下垂体
②前頭洞
左足
⑥鼻
⑨耳
⑤三叉神経
③脳幹・小脳
⑧目
⑦頸部（くび）
右足ももんでね!!

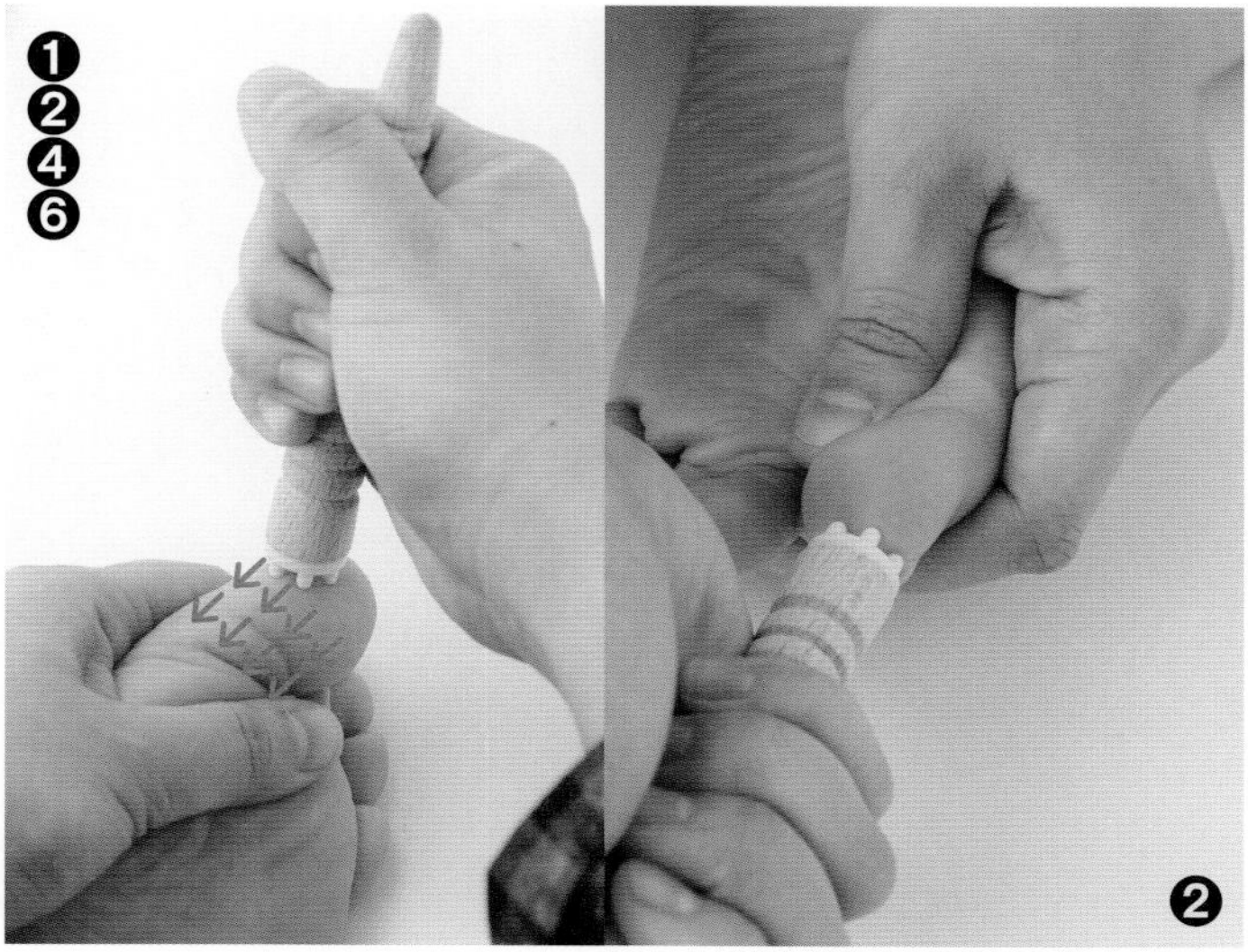
❶
❷
❹
❻
❷

いただくとお分かりのように、首から上のすべての反射区が指にあります。各指とも爪との際《きわ》、指の腹、指と指のあいだ、付け根など丁寧にもみほぐしていきます。

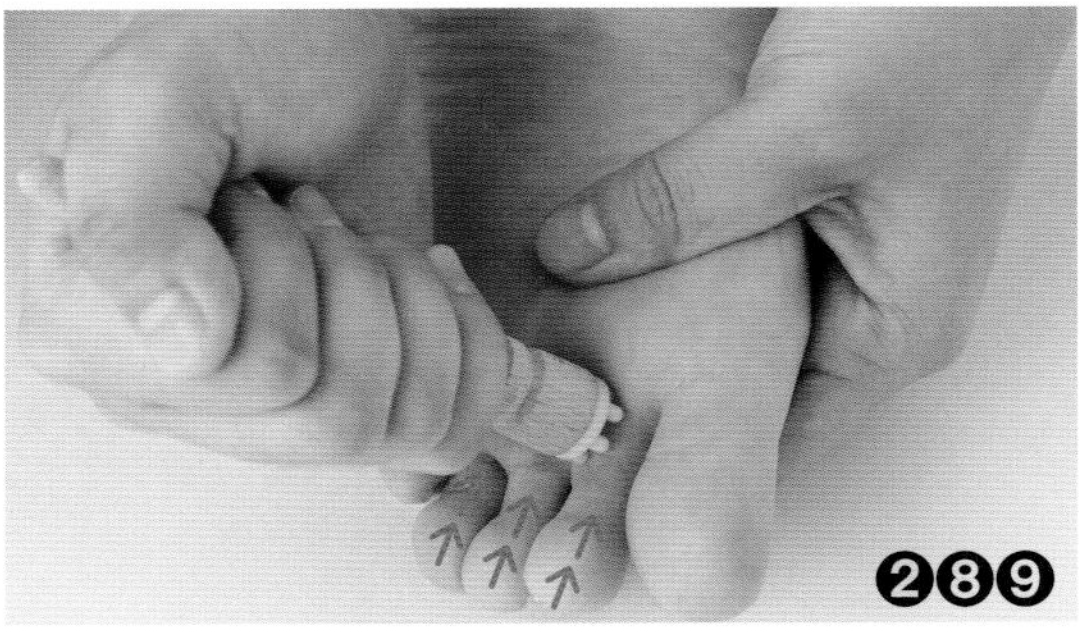


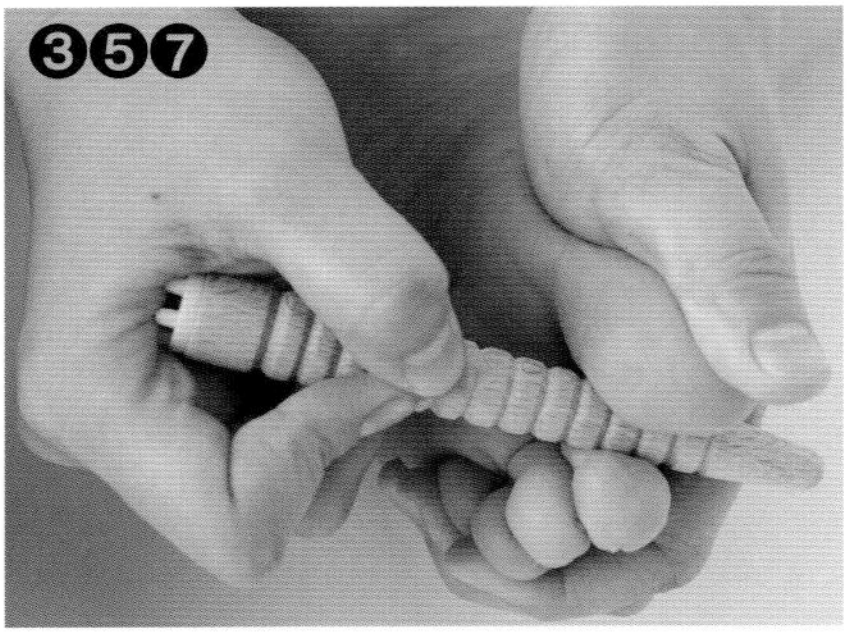

回しながら上げていく

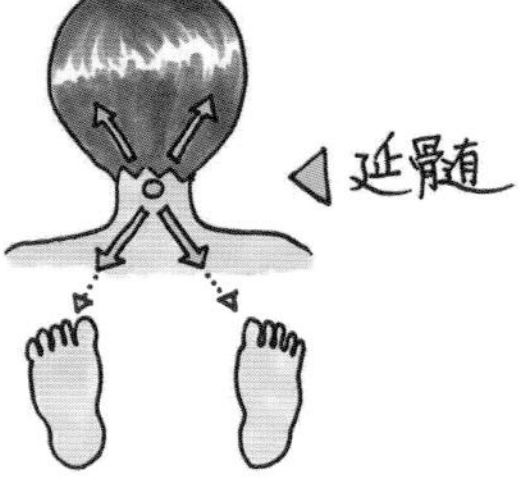

右足は大脳の左半球、前頭洞の左半分、左眼、左耳というように首から上の反射区は延髄で神経が交差しているので左右が逆になります。

とくに親指には、前頭洞（額の奥にある空洞で、脳内の圧力調整を司り、ここに風邪などひいてその膿がたまると頭痛やめまいが起こりやすくなる）、運動機能を司る脳幹と小脳、臓器や器官への指令を司り記憶や認知症にも大いに関係する大脳、内分泌機能、各ホルモンの総司令部の役目をする脳下垂体、鼻、顎、三叉神経、首といった反射区がありますから、とても重要な意味を持っています。

記憶力が衰えて判断力が鈍くなったお年寄りには、親指の内側が膨れていてなかに芯のようなものがあることが多いです。また脳下垂体が弱ると、全身の筋力が弱って一気に老化してしまいます。

首から上が弱い人は、足指を表、裏、付け根、指と指のあいだまでもみほぐしましょう。

《❶〜❼は脳梗塞や脳血栓の後遺症から頭痛、めまいまで頭に関するすべての症状に対応。むち打ち症は❼と53。アレルギー性鼻炎は❻。近視・遠視・結膜炎・白内障・緑内障など視力障害と花粉症（目）は❽。耳が遠い・中耳炎・突発性難聴など聴覚障害は❾》

## 僧帽筋⑪　甲状腺⑫　副甲状腺⑬　肺と気管支⑭

ここは、喉、肺、肩など呼吸器の反射区がある部分です。写真のように指と指のあいだ、つまり骨と骨のあいだに棒の先を突っ込んでいくように、上から下へ向かってしごいていきます。ムチ打ちになって首から肩にかけて痛い場合や、高血圧による肩こりで肩甲骨の後ろや周囲が痛い場合、気管支の弱い人、喘息のある人もこの反射区が硬く盛り上がっています。肺と気管支の反射区は、僧帽筋の反射区と表と裏の関係で、切り離して考えることはできません。この部分が盛り上がっているのは、呼吸器が弱い証拠。棒を骨と骨のあいだに差し込むように、上から下へ、下から上へともんでいきます。

甲状腺と副甲状腺の反射区は、親指と第二趾のあいだから、親指の付け根にある関節の周囲を削るようにえぐっていきます。副甲状腺の反射区のもみ方は足の内側のもみ方のところで詳しく説明しますが、ここで作られている副甲状腺ホルモンは、身体のカルシウムをコントロールするホルモンで、不足するとまず、膝、肩、腰などの関節の軟骨が減っていき、その軟骨が加圧によって滑りだして、神経を直接刺激して痛みが出てきます。次に軟骨がなくなってくると、骨そのもののカルシウムがなくなって、骨粗しょう症になります。

また、カルシウムが不足すると、イライラしたり、よく眠れなかったり、痺れが出たり、寝ているときにふくらはぎがつったりします。粘膜組織が弱って皮膚がカサカサになったり、鼻や目の弱い人は花粉症になったりもします。副腎とともに身体にとってはとても重要な器官です。この甲状腺と副甲状腺は、喉の反射区では最も重要な細胞づくりに関与するホルモンを分

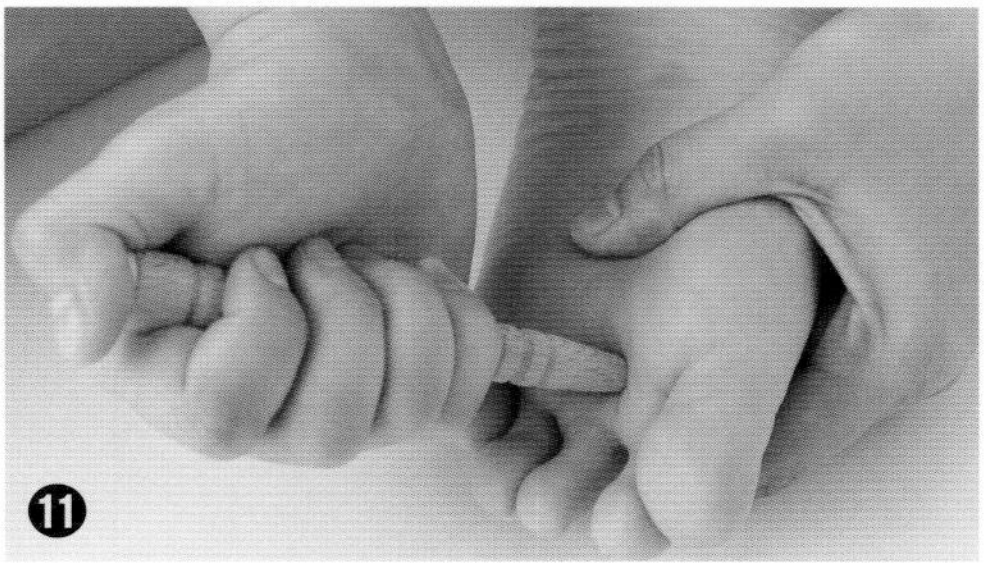


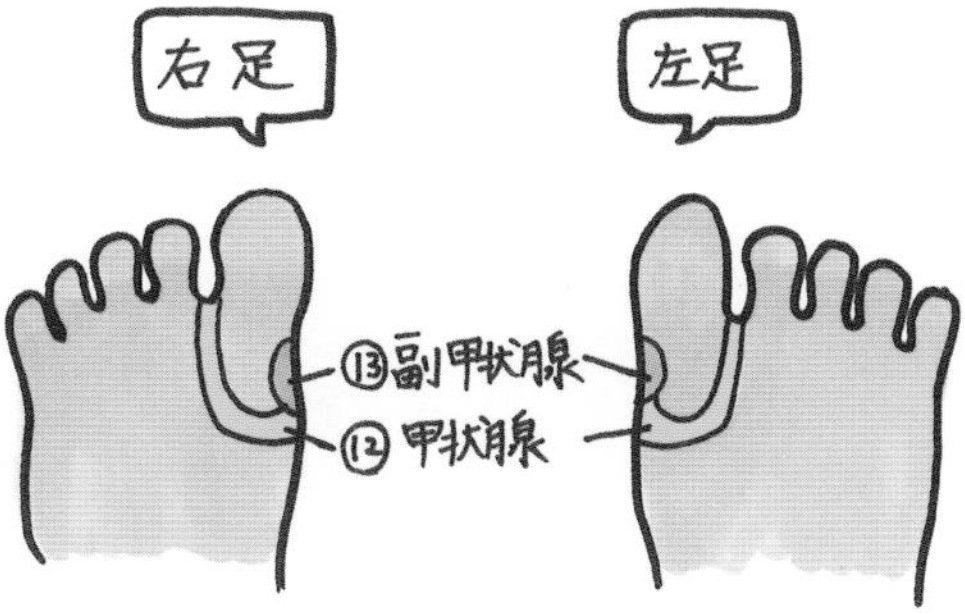


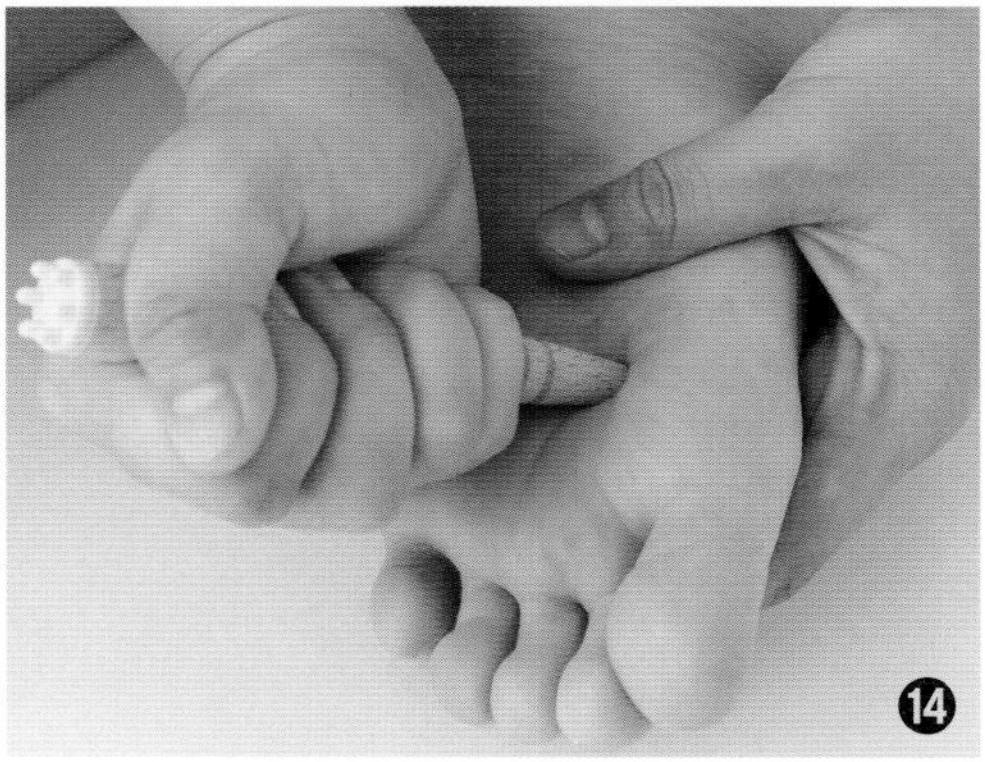

泌する器官です。甲状腺の機能が弱ってくると、極端に痩せたり（甲状腺機能亢進）、極端に太ったり（甲状腺機能減退）します。声が出ない、喉の痛み、喉のポリープ、バセドウ氏病など、喉に関するあらゆる病気に対応する反射区です。

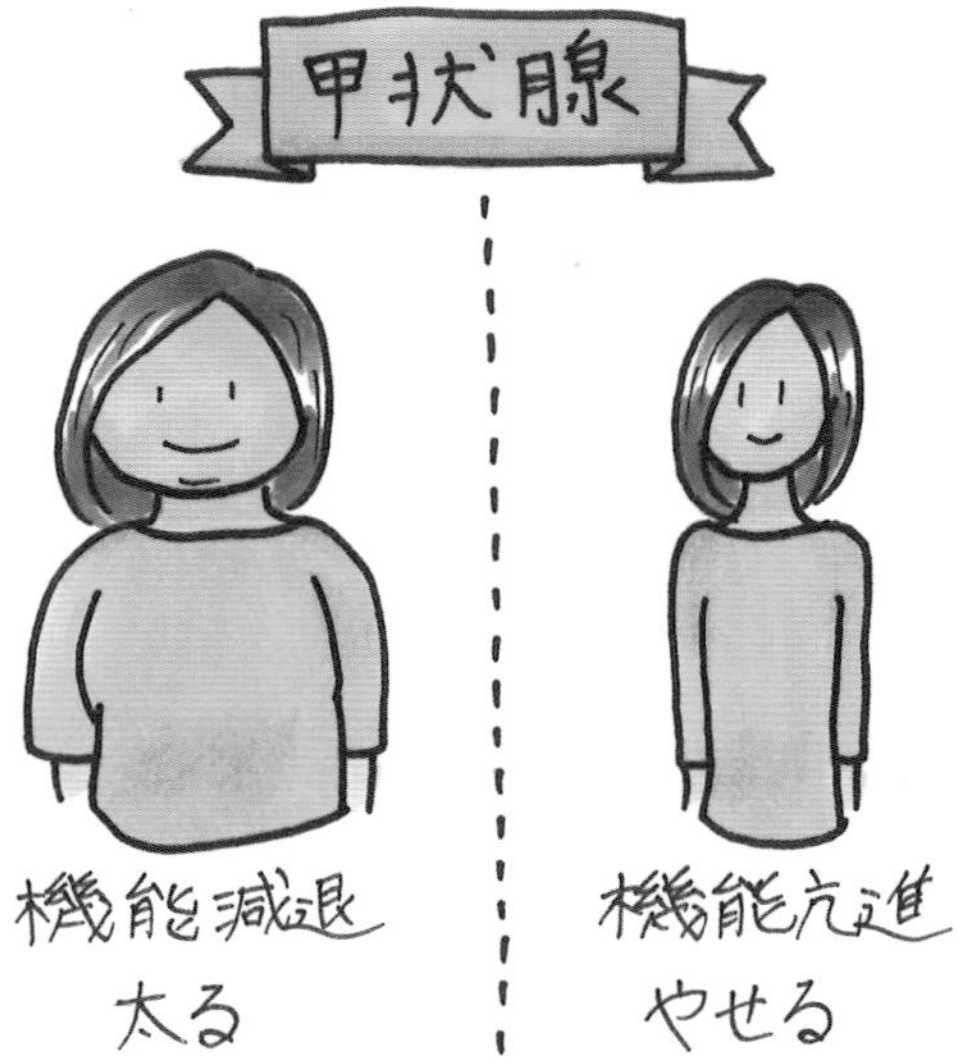


《風邪・喘息・肩こり・バセドウ氏病・痩せ過ぎ・太り過ぎなど呼吸器や喉に関する病気に対応》

## 胃⑮　十二指腸⑯　すい臓⑰

甲状腺の反射区のすぐ下にあるのが胃の反射区で、食べ過ぎ、飲み過ぎ、胃潰瘍の人はここが重要です。

十二指腸の反射区が痛くて固い人は、消化器が弱くて食べ過ぎるとすぐお腹を壊して下痢になる虚弱体質の人です。ここは消化吸収のための重要なポイントです。

すい臓の反射区が硬い人は糖尿病の可能性があるので、力を入れてもんでください。
この3つの反射区はどれかひとつを取り上げるのでなく、互いに密接に関連していますから、一度に強くしごいていくのが効果的です。

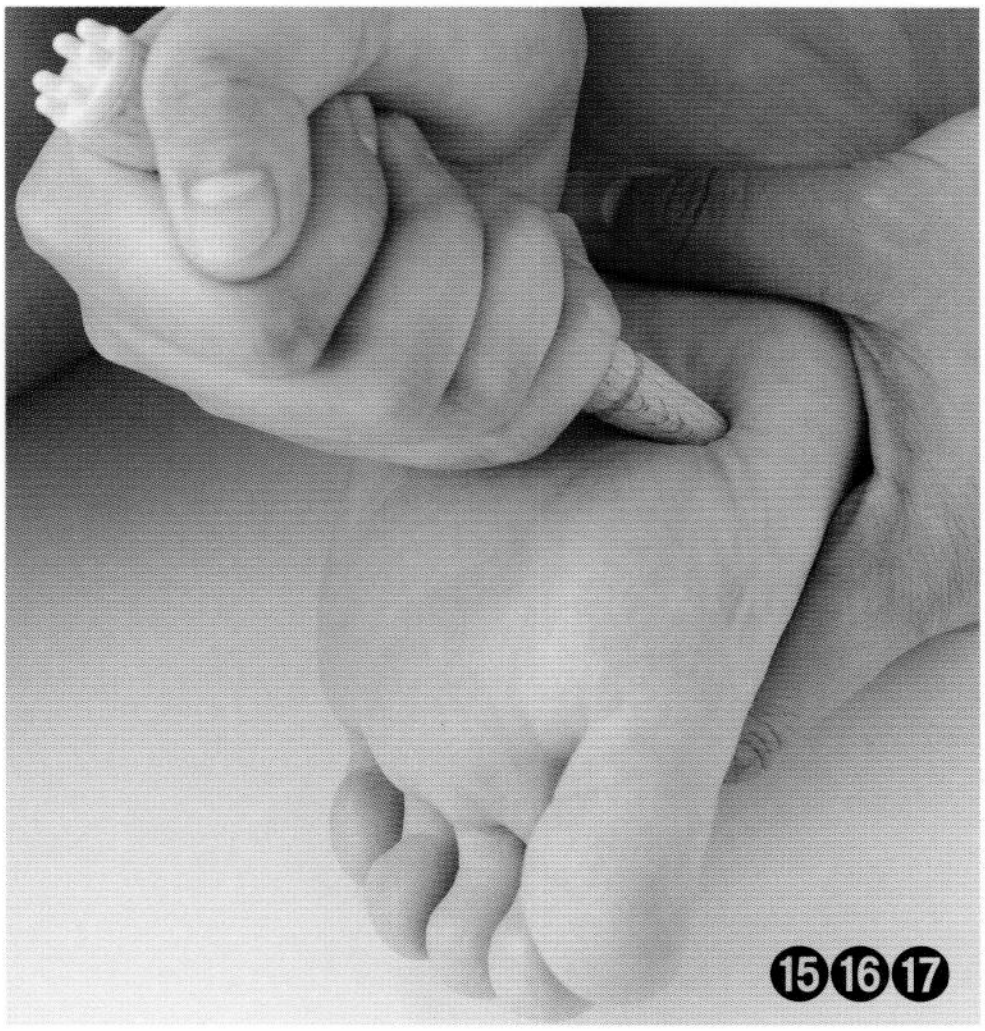


《胃炎・胃潰瘍・十二指腸潰瘍・すい炎・糖尿病など消化器系の病気に対応》

**腹腔神経叢⑳**

この反射区は横隔膜より上にある消化器の神経が集中していて、ストレスなどの影響を受けやすいところです。ここが弱ると消化液の分泌が悪くなり、消化不良を起こしたりします。意外なところでは、キレやすく怒りっぽい人などもここが硬くなっています。

《神経性の胃腸病・下痢・めまい・嘔吐・イライラ・ノイローゼなどに対応》

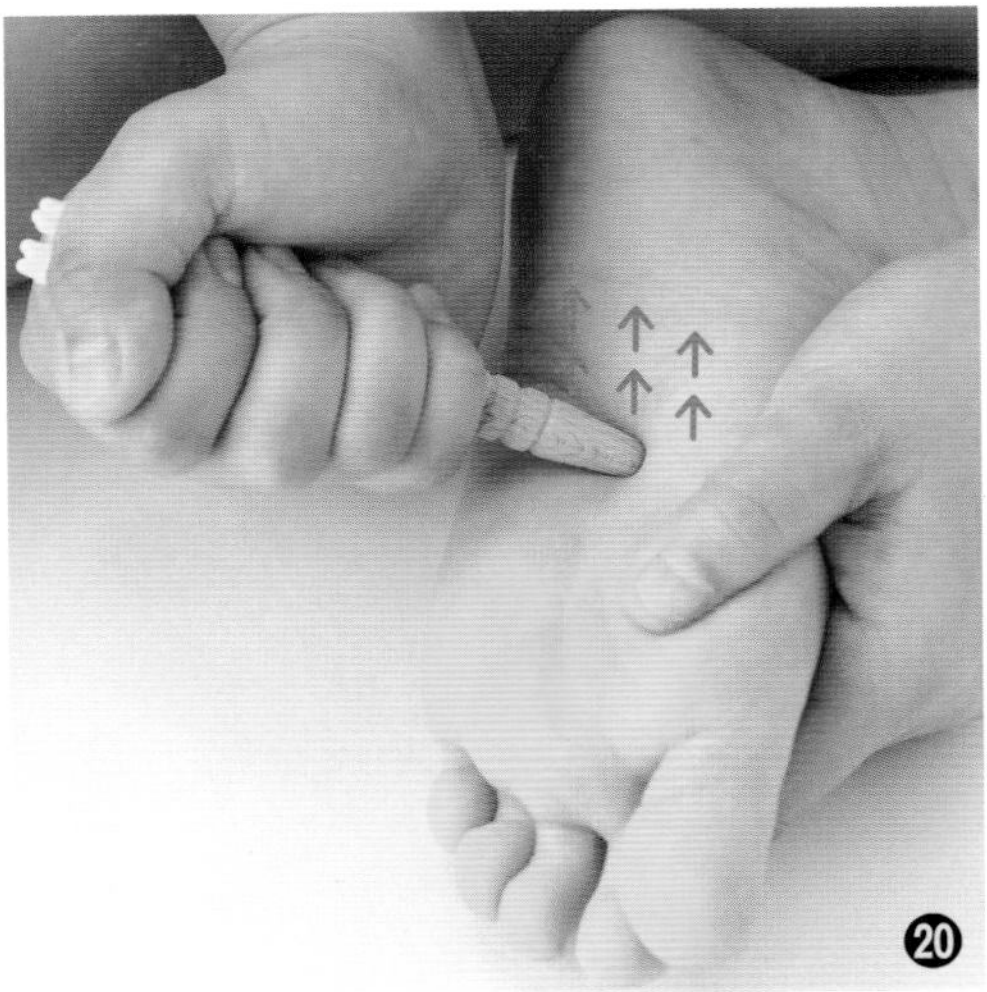


**副腎㉑　心臓㉝　脾臓㉞**

この3つの反射区は小さくて奥のほうにある重要な反射区です。グリグリ棒を下から押し込み、その後起こすようにすると深く効果的にもめます。

副腎は心臓の拍動を促す副腎皮質ホルモンを分泌します。不整脈、心不全、心筋梗塞など、心臓の悪い人には、てきめんの効果を発揮する場所です。

また、このホルモンは強力な消炎作用を持つホルモン（ステロイド）でもあり、細菌やウイルスによる感染症などの予防にも大きな力を持っています。

とくに病気がない人でも、足裏のなかでは押すと一番痛い反射区です。

次は心臓の反射区です。先天的な心臓病以外の心臓疾患は、血液の循環不全による不整脈、心不全などがほとんどで、副腎の反射区とともにここをもんで下半身の血液循環を回復させれば、血圧も下がり負担がなくなります。

その心臓のすぐ下にあるのが脾臓の反射区です。心臓を押したら、力を抜かないでそのまま

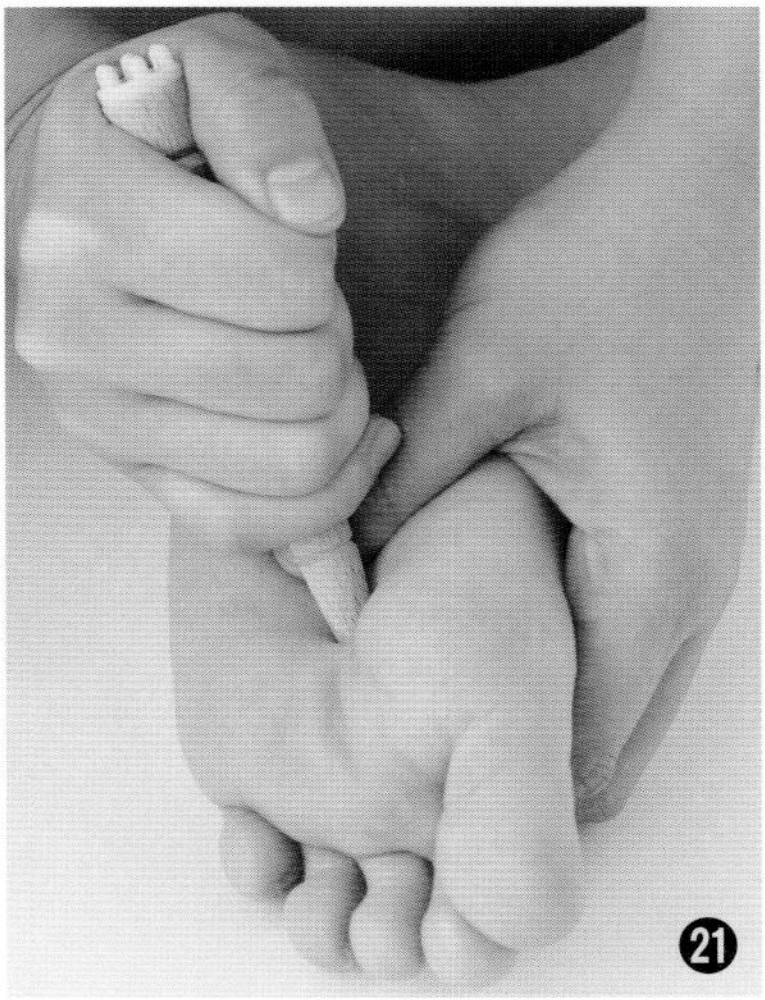

㉑

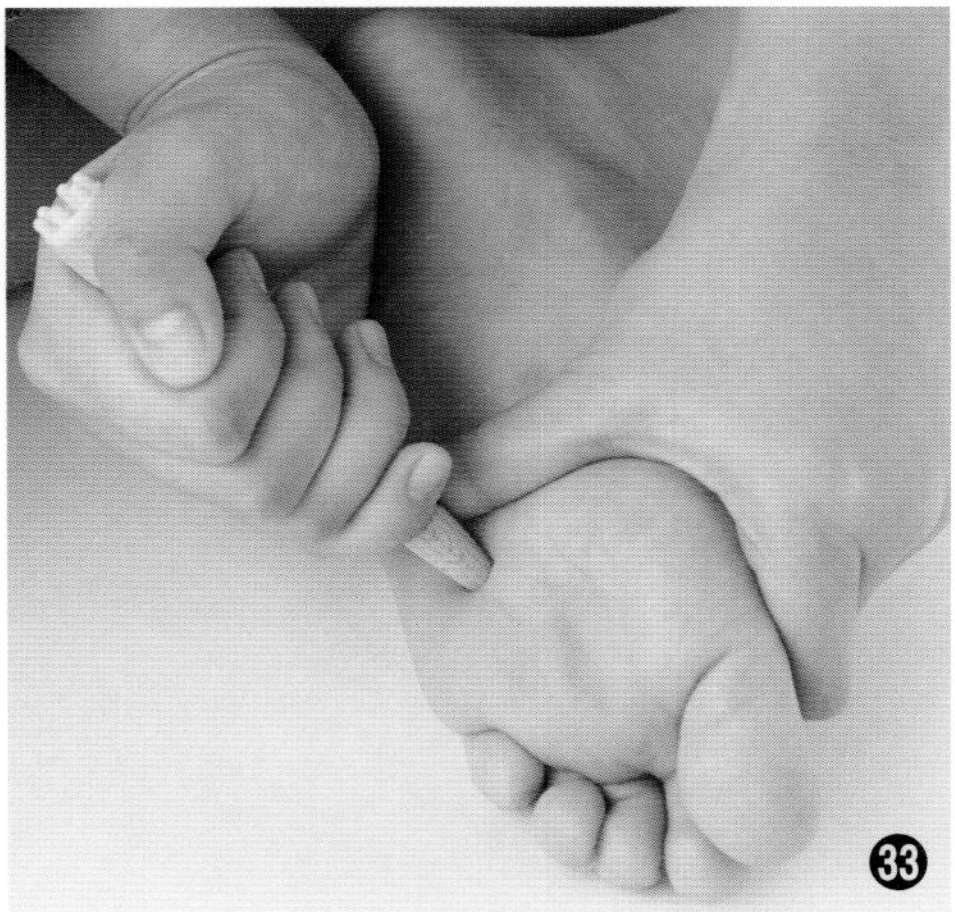

㉝

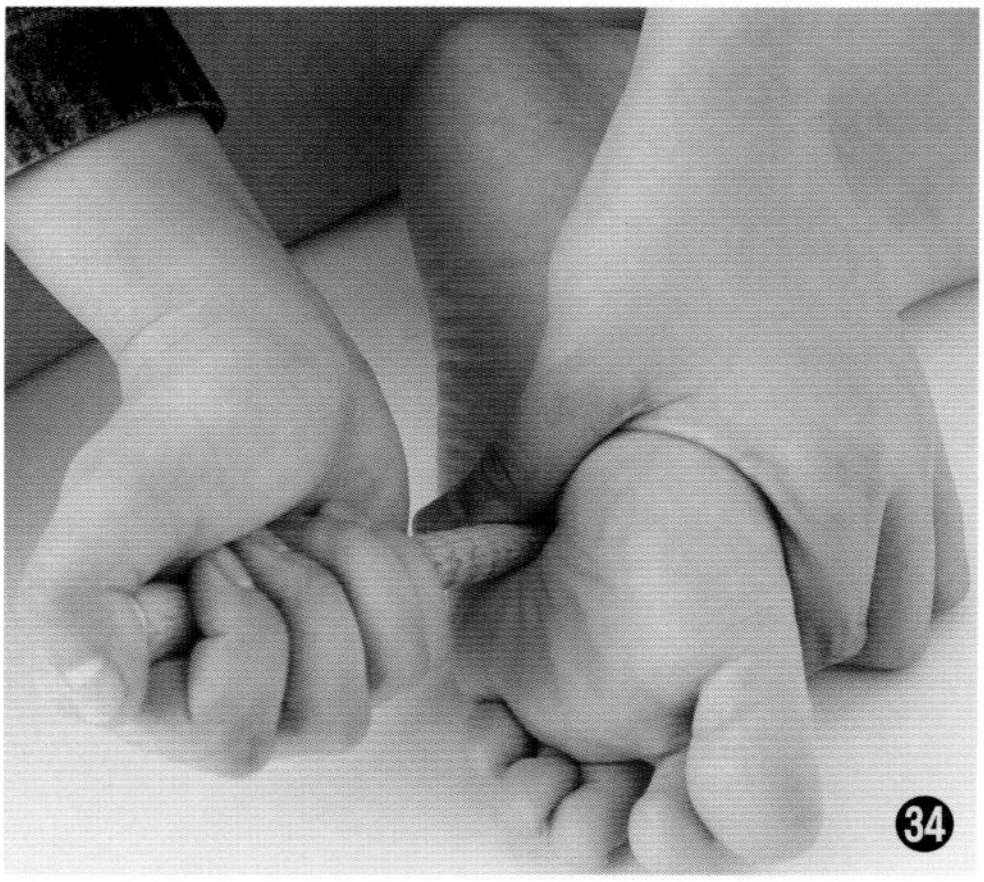

34

下へ下げると反射区に届きます。ここが痛い人は血液の再生能力が弱く低血圧の人です。低血圧で下半身の血液循環が悪い人は、リウマチや神経痛などの神経系の病気にかかりやすい傾向があります。また、急な血圧上昇による脳出血や脳梗塞を起こしたりするので、よくもんでおいてください。

《不整脈・心不全・心筋梗塞・感染症・高血圧・低血圧・関節炎・リウマチに対応》

**肝臓⑱　胆嚢⑲**

この反射区は心臓、脾臓の反射区が左足裏にあるのと対照的に、右足裏の同じ位置にあります。左足を終って右足裏をもむときに参考にしてください。

肝臓の反射区は心臓や副腎と同様に、ビールの栓抜きの要領で、下からグッと差し込んで力を入れたまま棒を起こし、垂直になったら向こうへ倒して終了です。

肝臓の働きのなかで重要なもののひとつが、解毒作用です。分かりやすい例で言うと、お酒を飲むと顔が赤くなりますが、これは肝臓がアルコールを分解しているため起こる現象です。

また、肝臓は胆汁を分泌して胆嚢に送り込み蓄えておいて、動物性の脂肪を食べたときなど必

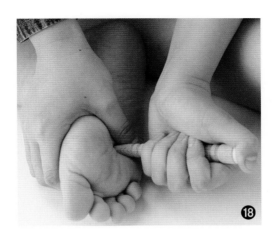

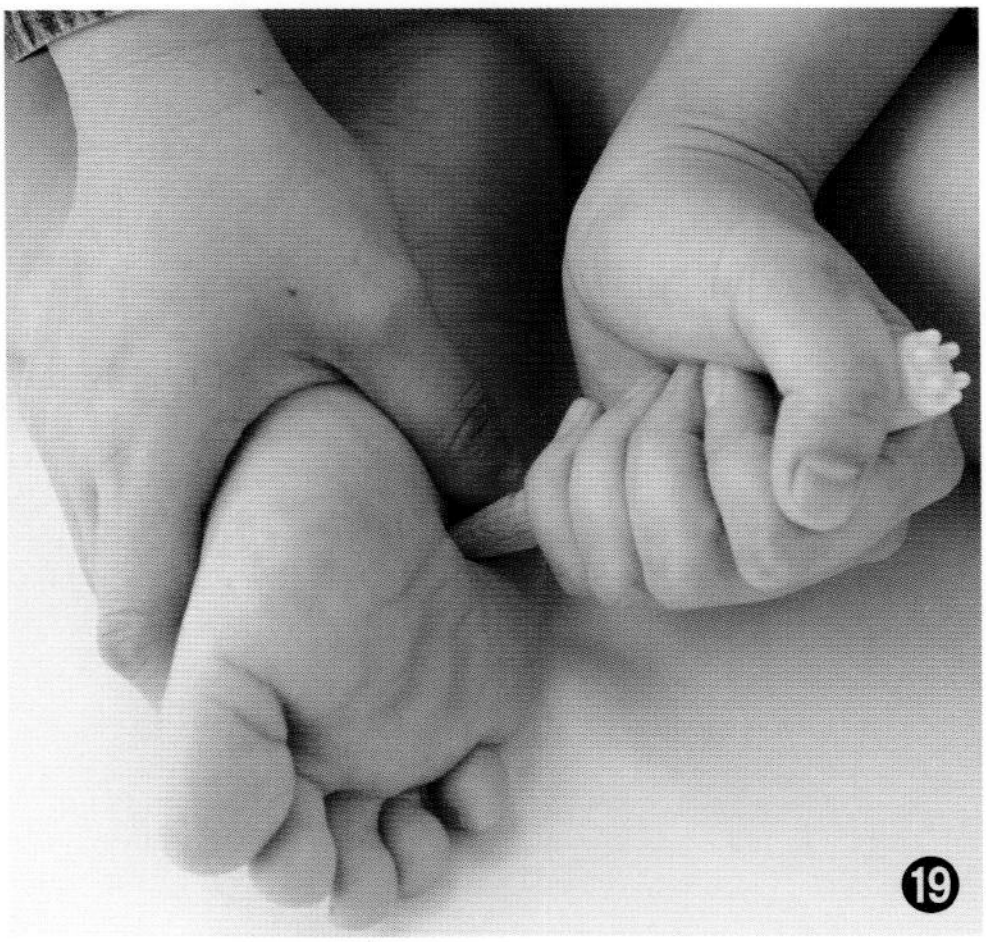

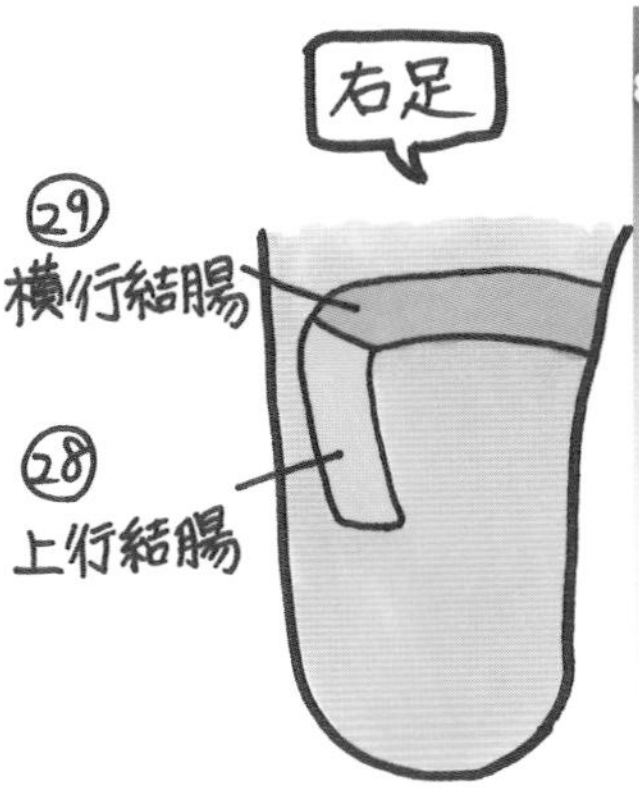


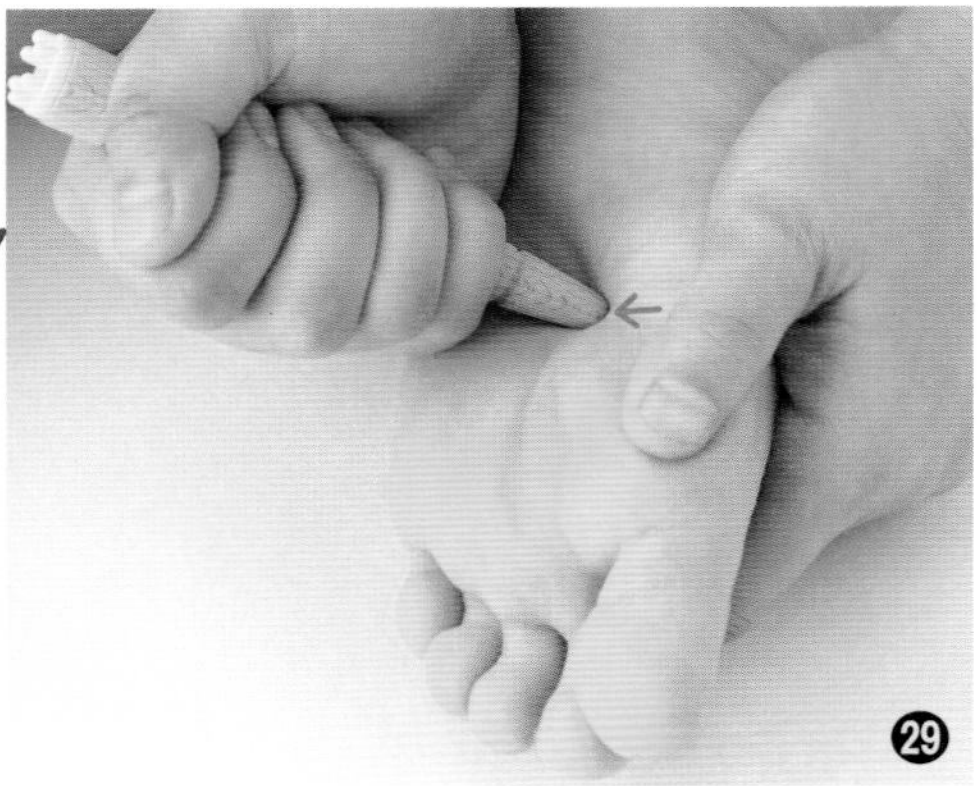


要なときに胆汁を出してこれを分解します。
　血液循環が悪くなって肝臓の働きが弱り解毒が不十分で、汚れた胆汁が胆嚢に送られるようになると、胆管に汚れが沈殿して結石となって詰まったり、胆嚢炎などを起こします。
《肝炎・肝硬変・肝不全・肝臓ガン・胆嚢結石・胆嚢炎など肝臓の病気に対応》

**上行結腸㉘（右足のみ）　横行結腸㉙　下行結腸㉚　直腸㉛　肛門㉜**

　大腸は小腸から送られた水分を含む雑物を処理する重要な臓器で、俗に言う善玉菌、悪玉菌がいっぱいいます。そのため、小腸のポリープとかガンなどは聞いたことがありませんが、大腸はポリープができやすく、またガンに移行することが多いので、よくもんでおきましょう。

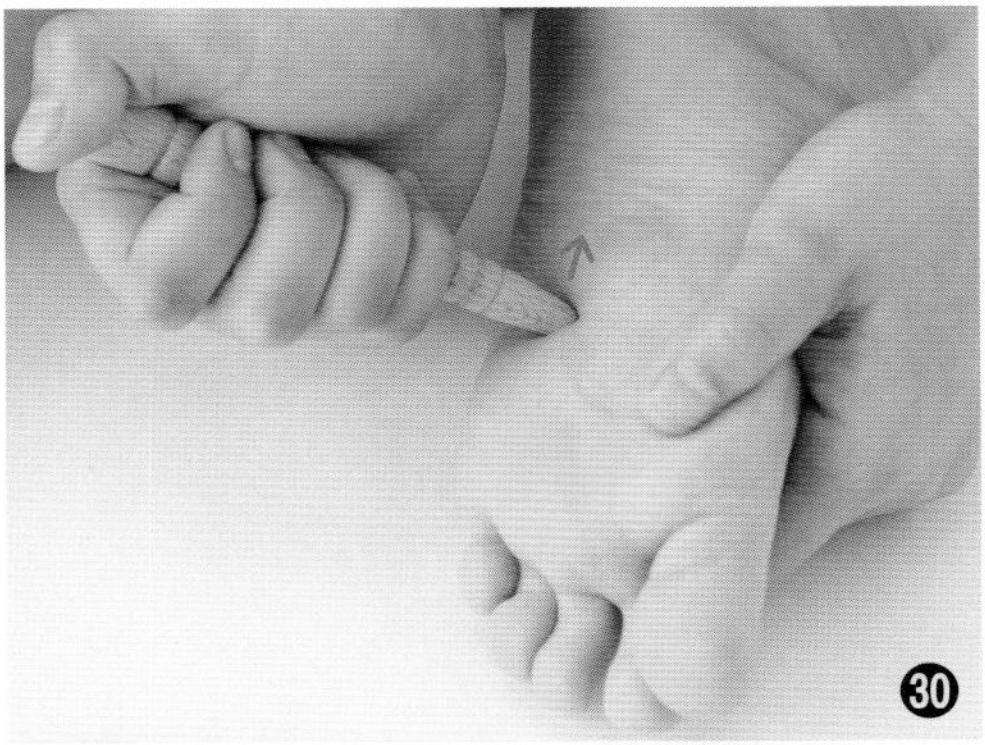

30

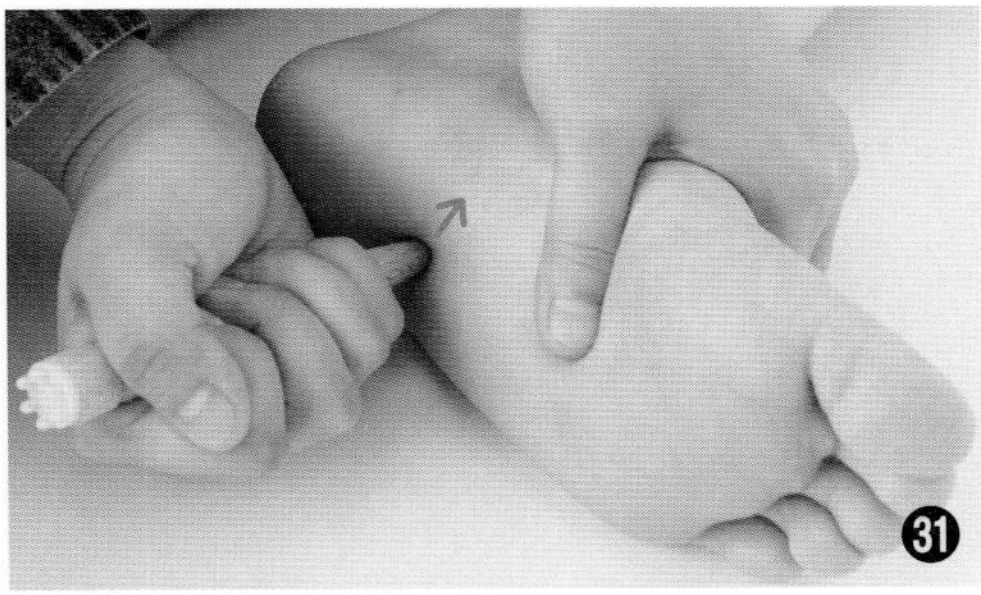

31

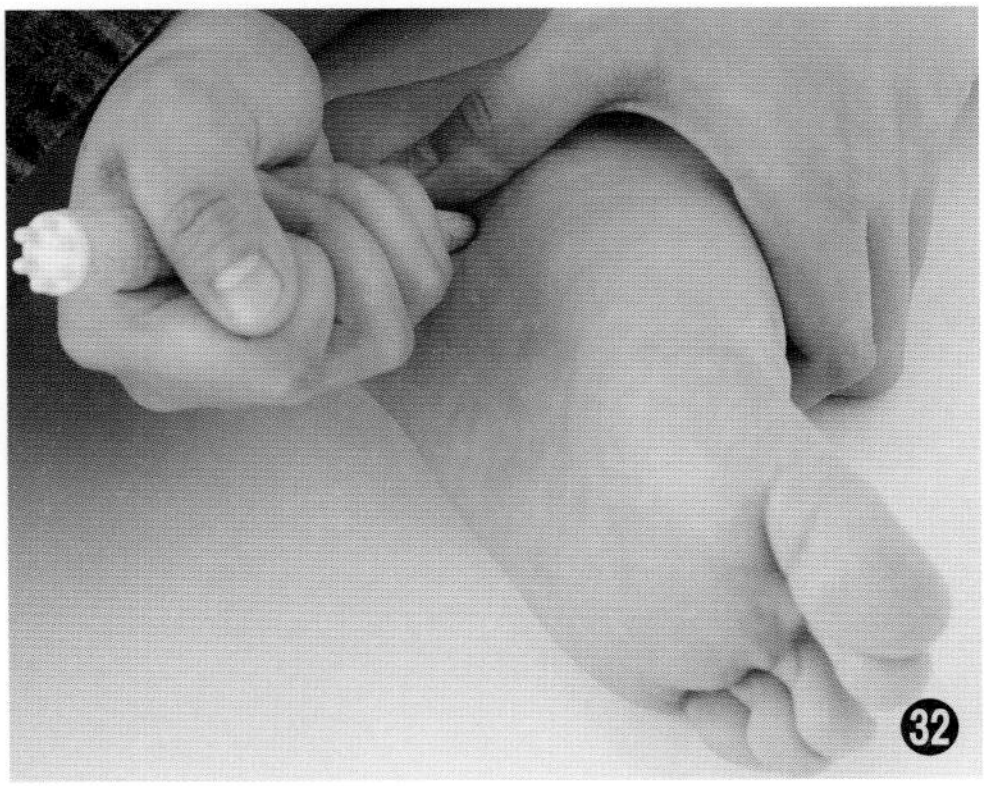

32

便秘に悩んでいる人は、横行結腸と下行結腸と直腸の角の辺りをよくもんでください。こういうところに便が宿便となってたまり、ポリープができやすいのです。

《大腸ポリープ・大腸ガン・便秘・痔・直腸炎・肛門周囲炎に対応》

**小腸㉕**

小腸は言うまでもなく、食べた物を消化吸収して栄養が血液や肉になるように身体に送り込む大切な臓器です。

ここが弱ると消化吸収ができませんから、痩せたり、力が出なくなったりして、虚弱な体質になります。偏平足の人でこの辺りが硬い人は、疲れやすく仕事や勉強に集中できません。よくもみほぐして、仮にたくさん食べなくてもしっかり吸収できるようにしておきましょう。

《下痢・腸炎・腹部膨満・老化・疲労・低血圧に対応》

**盲腸と虫垂㉖　回盲弁㉗**

この反射区は右足にあるので、右足をもむときの参考にしてください。時々右下腹部に猛烈な腹痛が起こる人は回盲弁が炎症を起こしている場合が多く、盲腸の手術の経験がある人によく見られます。現代医学では盲腸を簡単に切除しますが、わずかながら殺菌作用のあるホルモンが出ていると言われています。機能としては退化してわずかなものであっても、残っている臓器や器官を取り去ってしまうという考え方は東洋医学にはありません。

《腹痛・食あたり・その他の腹痛・盲腸炎の予防や痛みの軽減に対応》

**生殖腺㊱**

生殖腺は、左右両足裏のかかとにあります。ここは一番硬くなりやすく、ひび割れしたりもします。かかとは記憶力とも大いに関係していますので、ひび割れは要注意。精力がダウンし

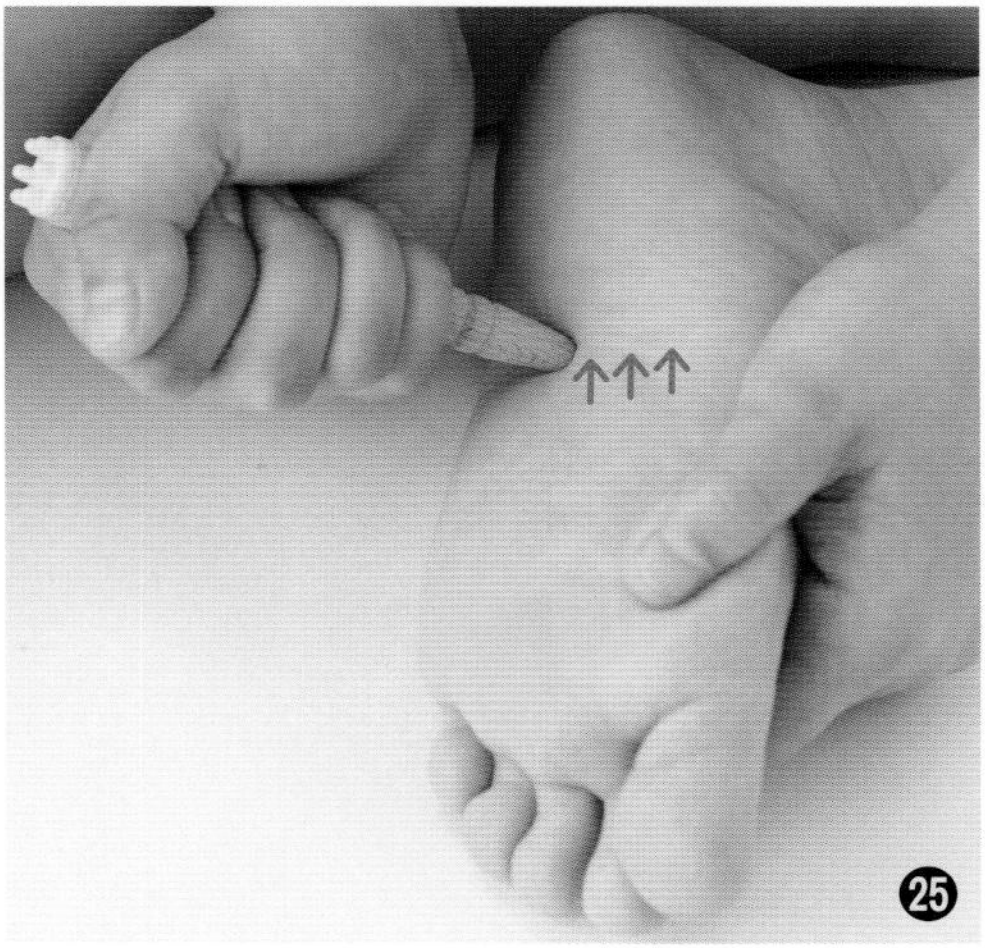


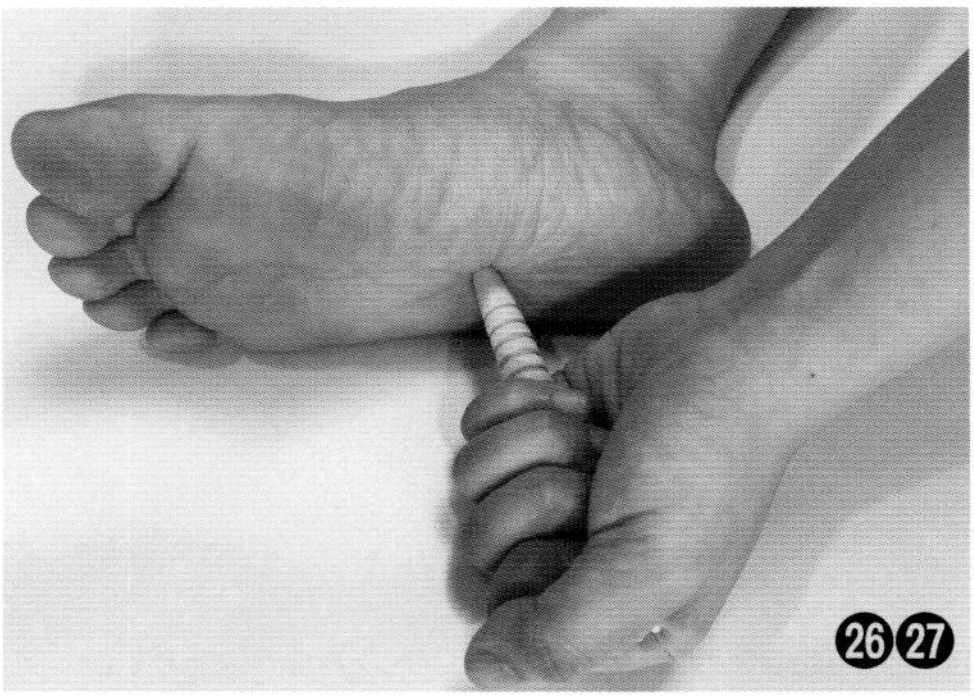

ているだけでなく、認知症の前兆ともなります。

足の外側くるぶしの下の生殖腺と、足の内側くるぶしの下の子宮や前立腺など多くの反射区がありますから、かかとの周りはすべて生殖器官に関するものと考えてもんでください。

《生殖機能減退・不妊・生理痛・生理不順・精力減退・虚弱体質に対応》

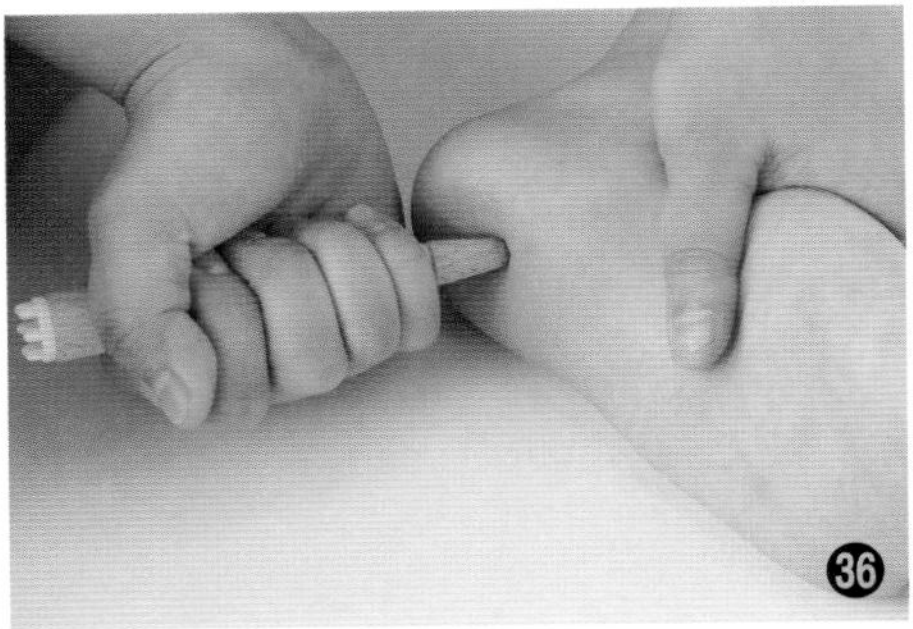


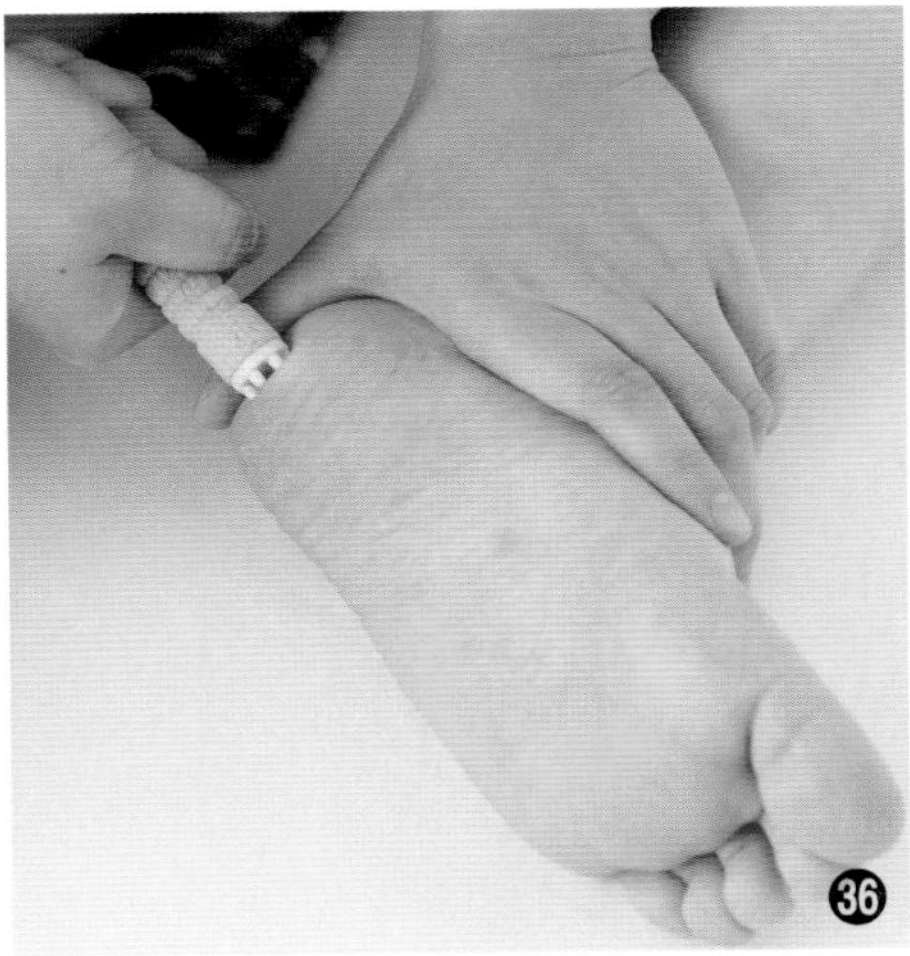

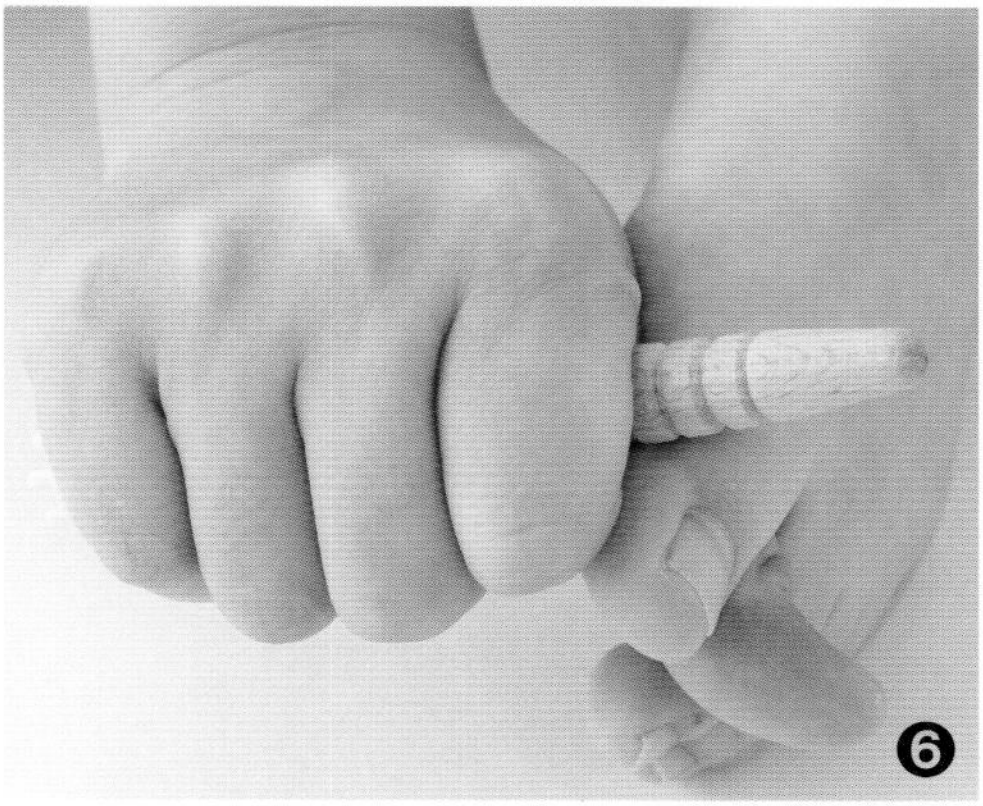


## 足内側

**鼻❻**

鼻の反射区はちょうど靴を履いてこすれるところで、鼻炎や花粉症の人は必ず硬くなっています。ここをよくもんでおくと、花粉症などはひどくなることがありません。

《花粉症・鼻炎・蓄膿症・副鼻腔炎に対応》

**頸椎53**

ここは重い頭を支える首の反射区です。車社会の現代では、事故に遭って首を痛めている人が大勢います。たとえムチ打ち症と診断されなくても頸椎を歪めていることが多く、不眠を訴える人や肩こりの人のなかに、交通事故に遭った経験のある人が多いのです。転んだりぶつかったりしたことのある人は、この反射区をよくもみましょう。「首が据わる」とは、頸椎が真っ直ぐに立っていることで、これが歪んでいくと病気も重病ということになります。

《ムチ打ち症・肩こり・三叉神経痛・後頭部痛に対応》

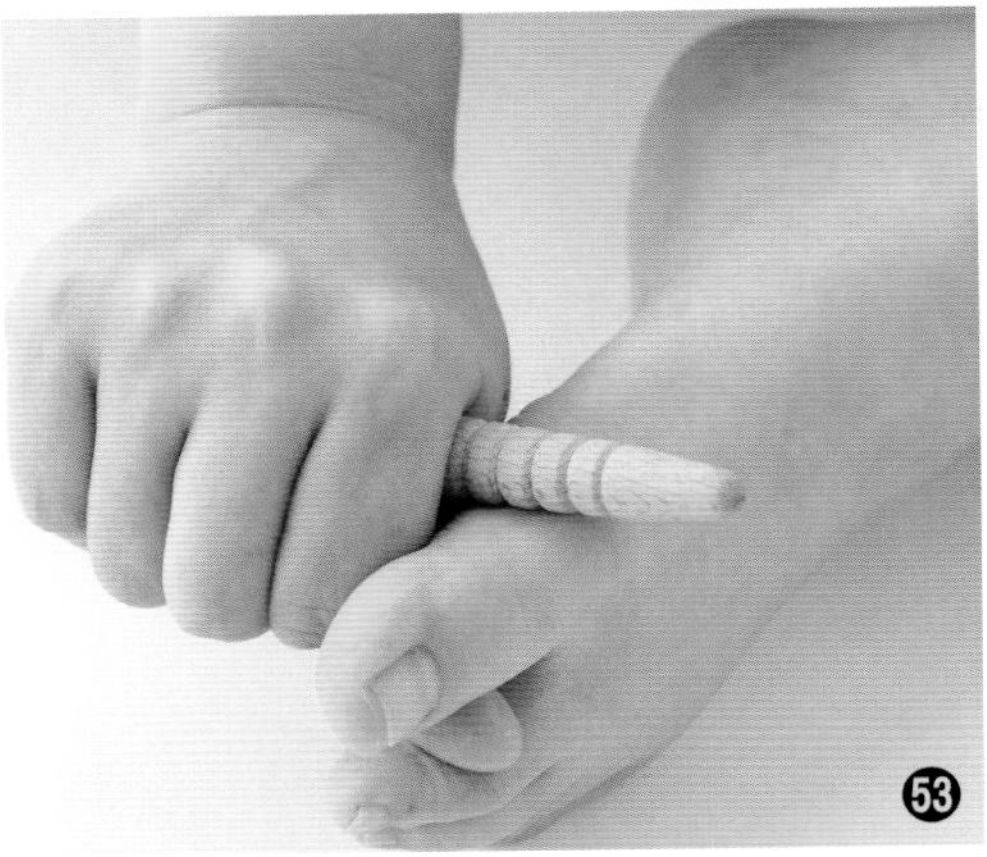
53

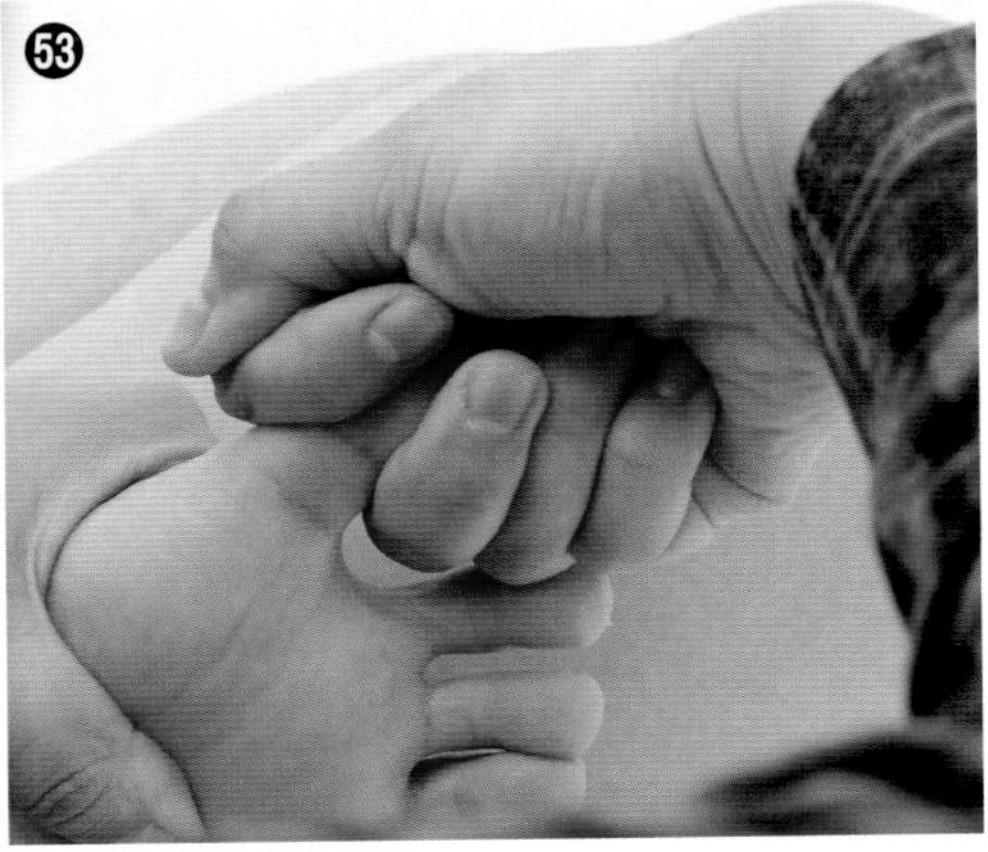
53

**副甲状腺⑬**

副甲状腺から出るホルモンはカルシウムの吸収と排泄を調節するホルモンで、ここが弱るとカルシウム不足によってさまざまな病気になります。とくに年輩者で肩、腰、膝、股関節の痛みを訴える人の多くは、関節にある座布団の役目をしている軟骨が磨り減って飛び出す軟骨スベリ症、さらにひどくなると骨粗しょう症になっています。この反射区は、親指の付け根にある飛び出した関節と関節のあいだにあります。骨の上ですからもみにくいのですが、グリグリ棒を寝かせて、ゴロゴロと転がすと上手にもめます。痛いですが念入りにもんでください。

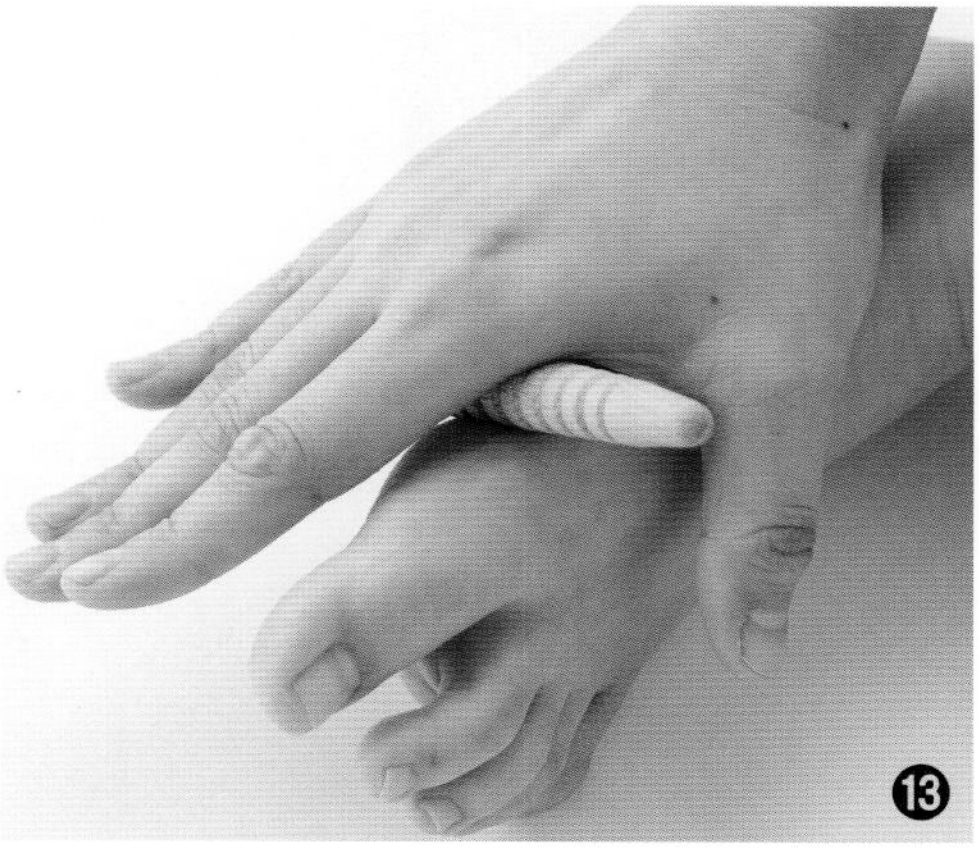
⑬

《イライラ・不眠・腰痛・膝痛・肘痛・肩痛などあらゆる関節の病気に対応》

**胸椎㊹　腰椎㊺　仙骨・尾骨㊻　尾骨（内側）㊼**

足の内側にあるこれらの反射区は、カーブした骨に沿って、くるぶしの骨の下まで削るようにもんでいきます。その後、くるぶしの下の三角地帯からかかとの先のほうまでもみます。

内臓が悪くて、たとえば糖尿病ですい臓が弱っている場合は、胸椎の辺りがとても痛いはず

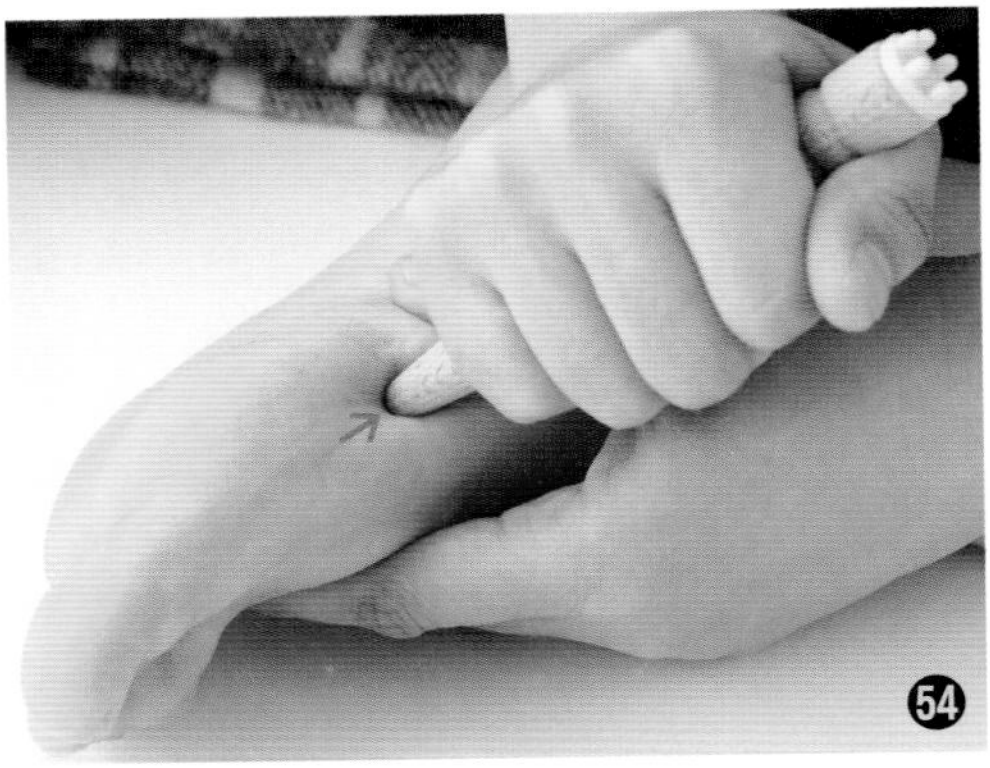

54

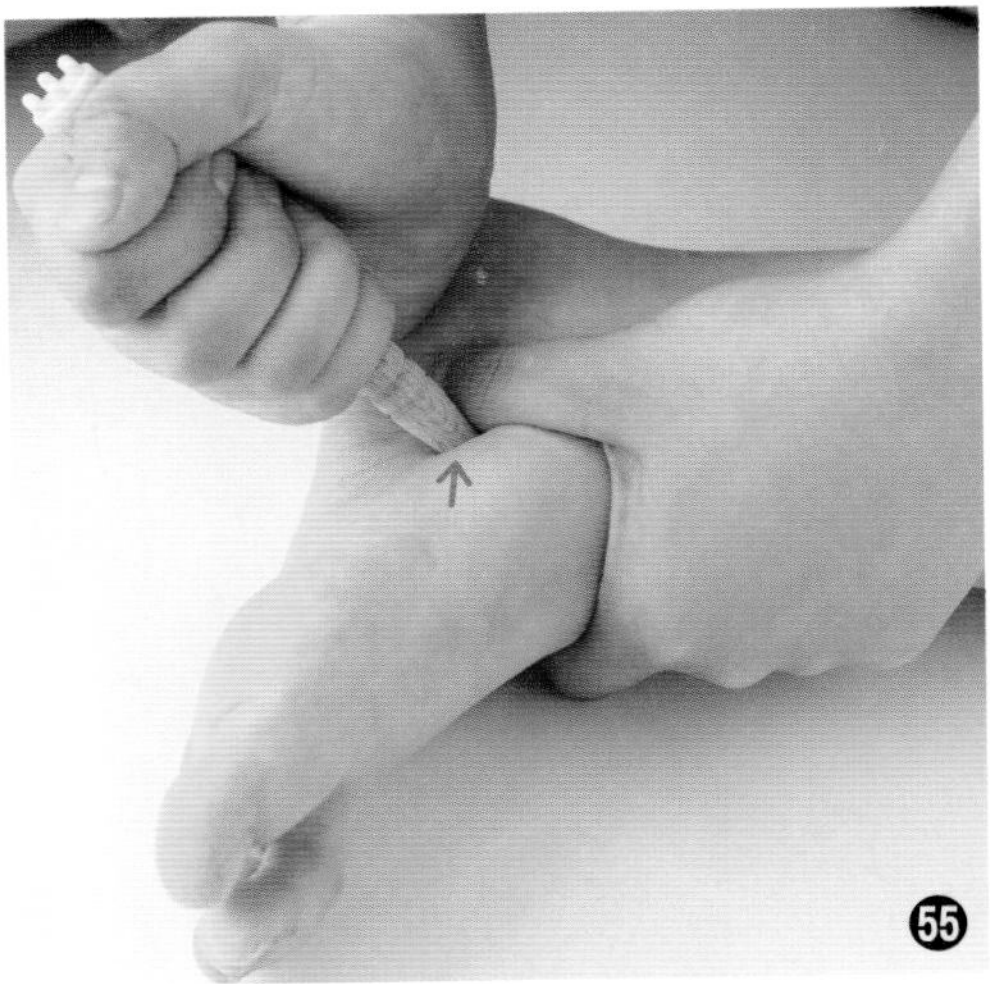

55

です。胸椎の反射区をしっかりともんで痛みを取っていくと、不思議に背中の痛みがなくなって、消化器の状態も良くなっていきます。なぜなら、同時に胃、十二指腸、すい臓の反射区ももむことになるからです。

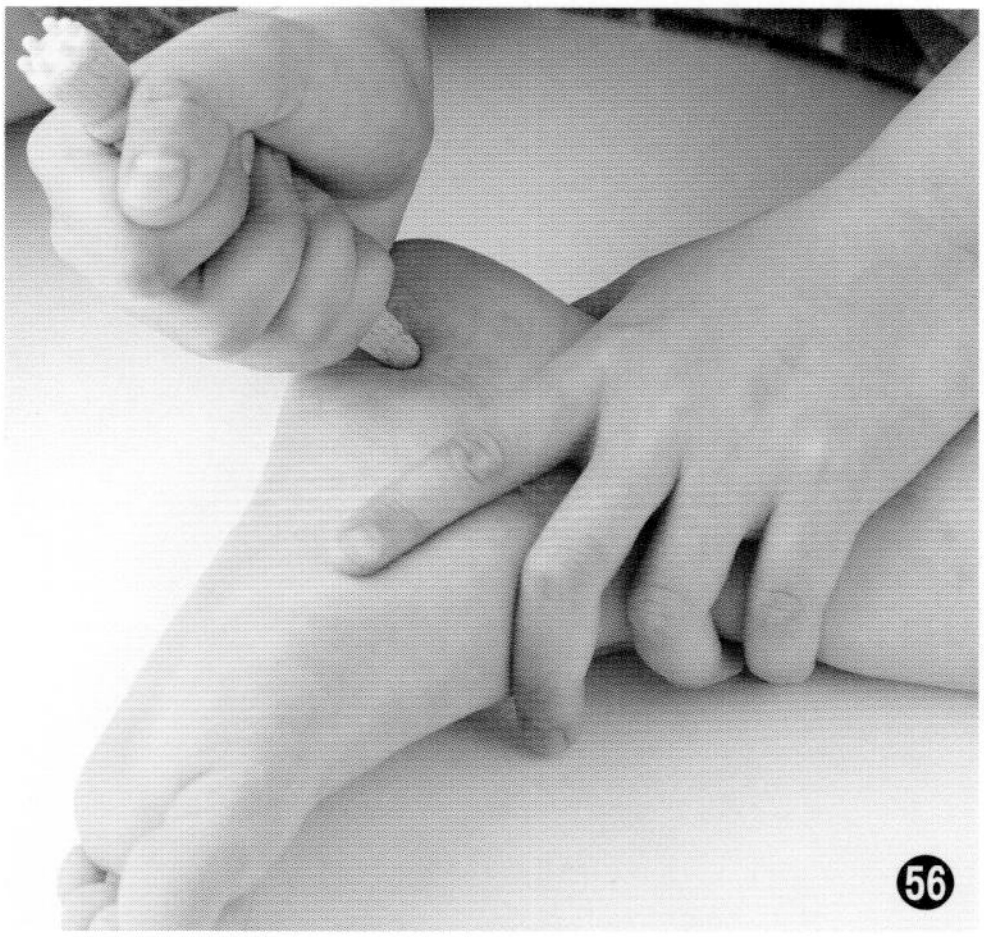


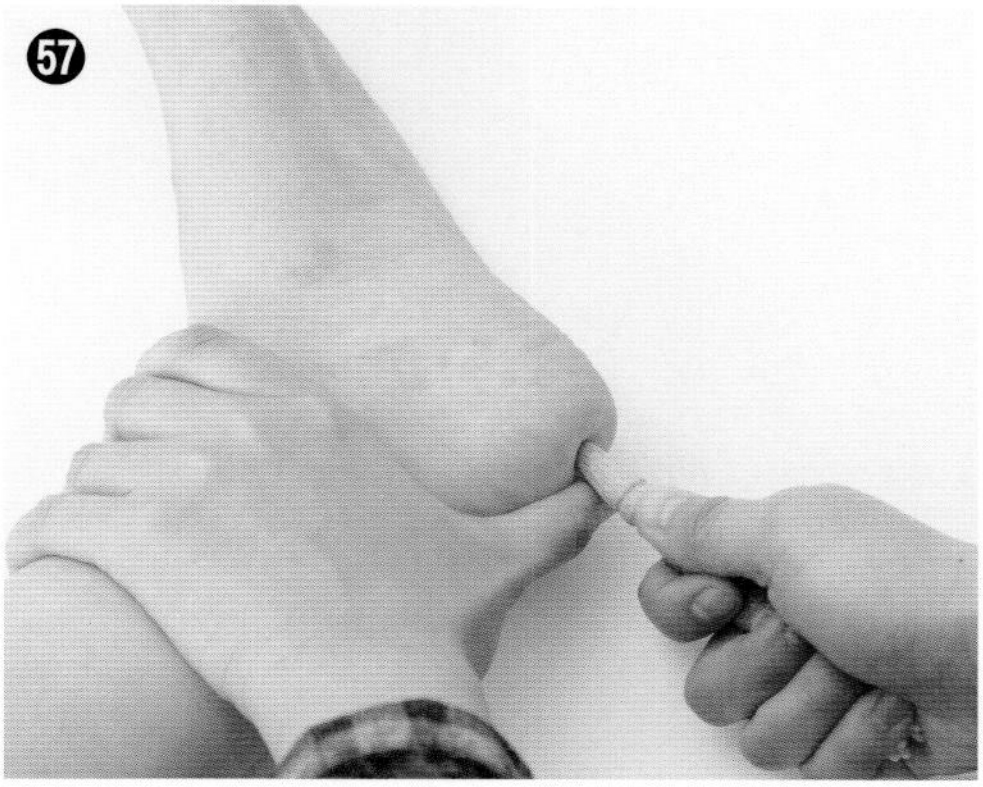

《腰痛・背痛・椎間板ヘルニア・下肢の痺れ・むくみ・お尻の痛い人に適応》

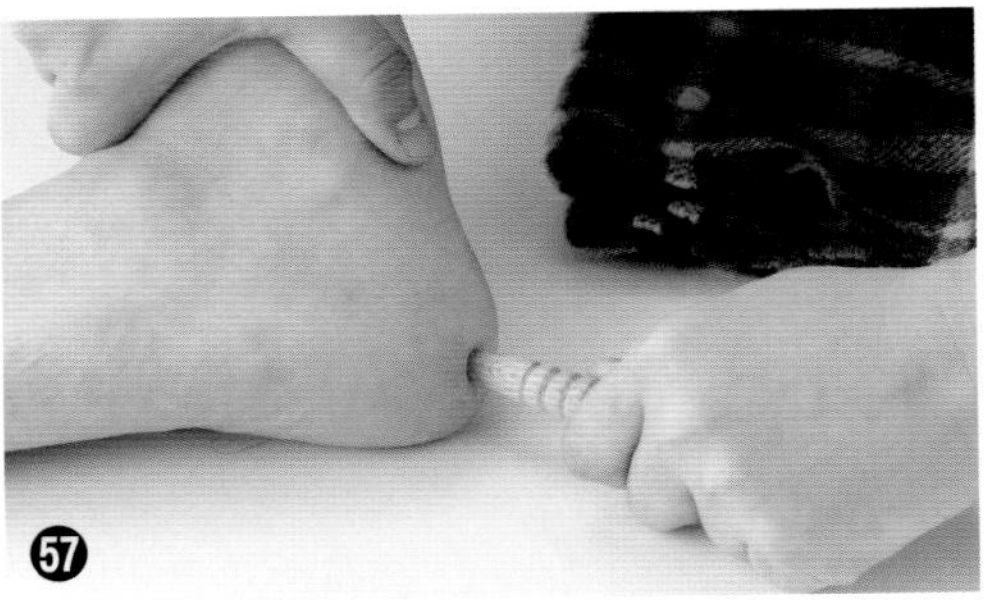


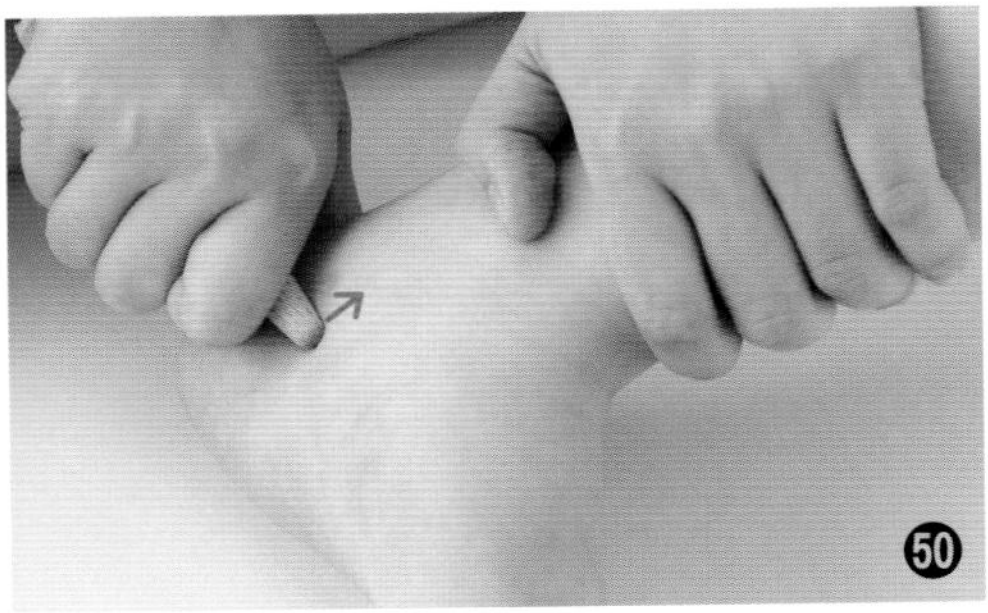


## 子宮・前立腺㊿

これはかかとの広い部分にある反射区で、男女ともに加齢が進むと硬くなり押すと痛みがあります。

女性の場合は、ホルモンのバランスが崩れて子宮をはじめとする下腹部が下垂し、男性の場合は加齢とともに前立腺が肥大してきます。子宮に関する悩み、前立腺肥大、尿に関する悩みは、男女ともにホルモンの総司令部でもある脳下垂体、腎臓、輸尿管、膀胱をもむとともに、この反射区をよくもんでください。

《子宮筋腫・頻尿・失禁・前立腺肥大・不妊・生理痛・生理不順に対応》

**陰茎・陰道・尿道㊿**

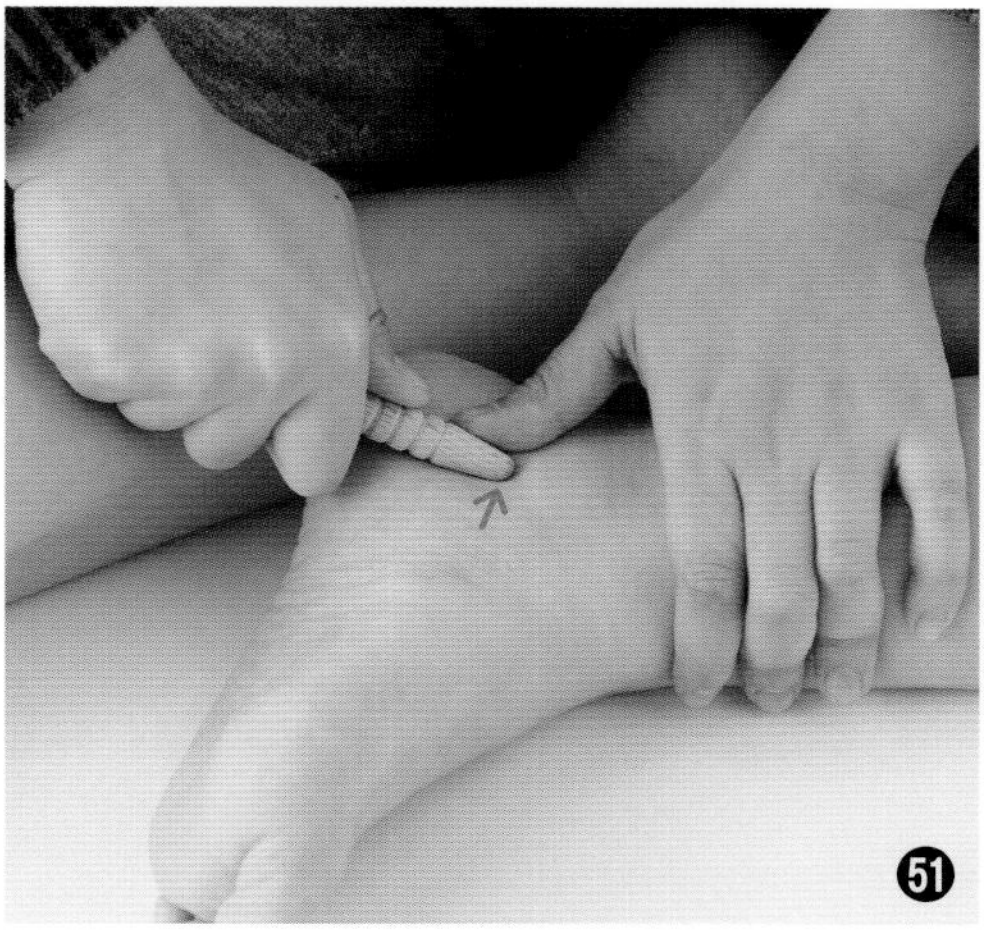


この反射区が弱ってくると、尿道炎、夜尿症、前立腺肥大など泌尿器関係の病気になりやすいです。このくるぶしの下の三角地帯は生殖器官や泌尿器官が集まっているところですからすべてもんでおきましょう。

《尿道炎・夜尿症・前立腺肥大・膀胱結石に対応》

**股関節㊳**

股関節の反射区はくるぶしの骨のすぐ下にあります。ここが硬い人は腰痛持ちだったり、股が開かないで歩行困難だったり、ひいては股関節脱臼している場合もあります。

また、血圧がとても高くていつ倒れても不思議ではないという人は、この反射区が飛び上がるほど痛みます。こういう人は、一刻も早く足裏から脚部全体をもみほぐして血液の循環を正常に回復させなければなりません。血液の循環阻害がすでに股の付け根まできていて、身体の半分が死んでいる状態と言っても過言ではないのです。

《股関節炎・歩行困難・股関節脱臼・高血圧》

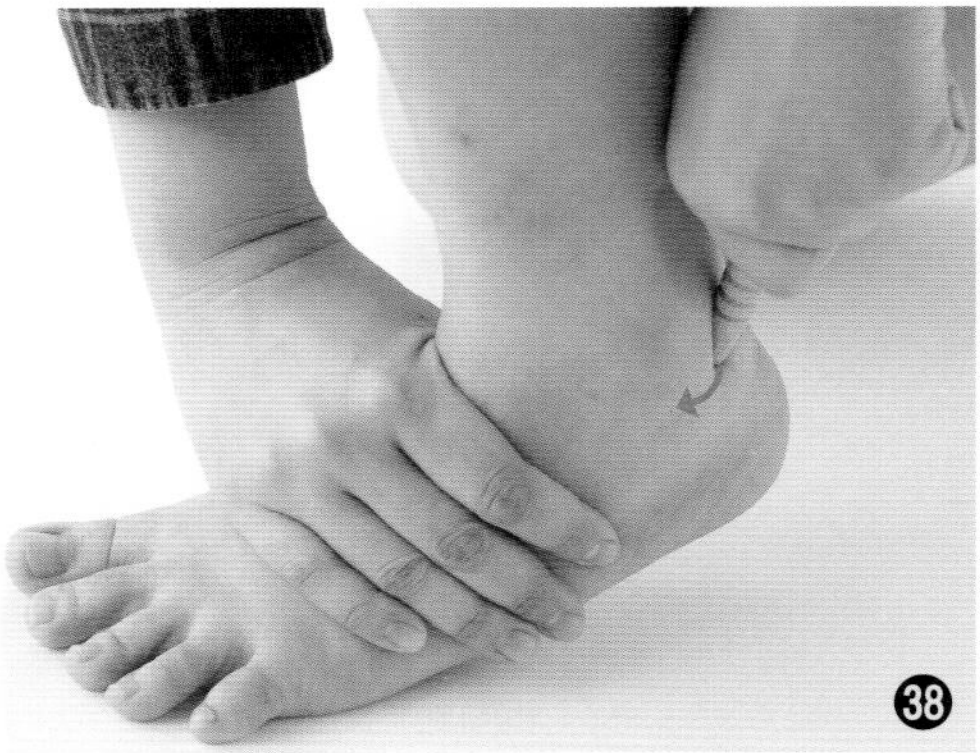


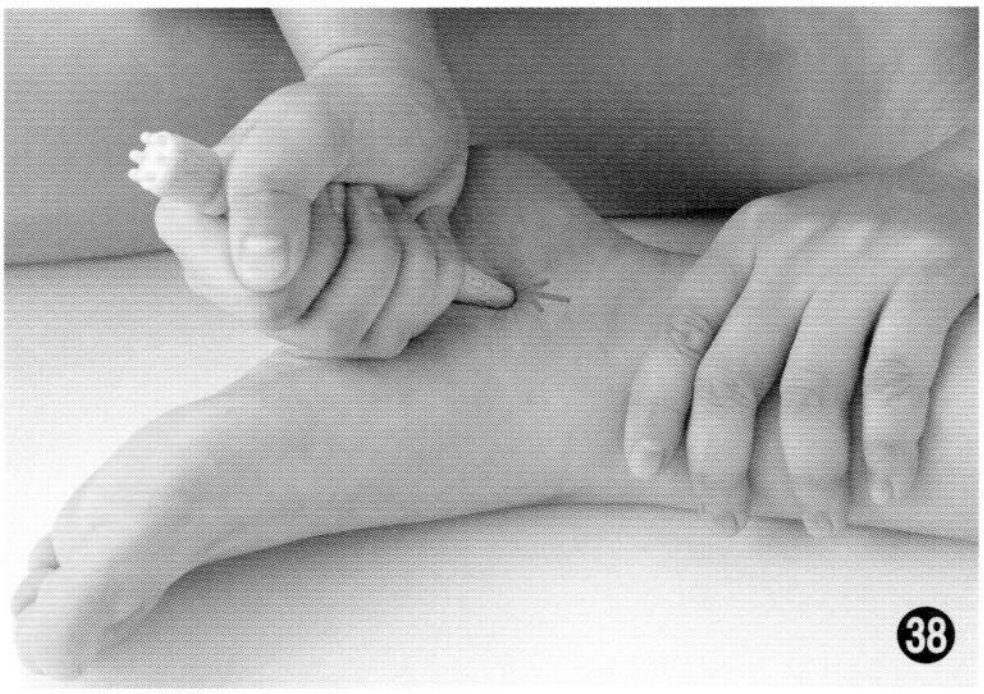

**肋骨❻❶**

この骨はスポーツなど激しい運動や動作をしたとき、炎症を起こして痛めることがあります。

《下部背痛・咳による背中の痛みに対応》

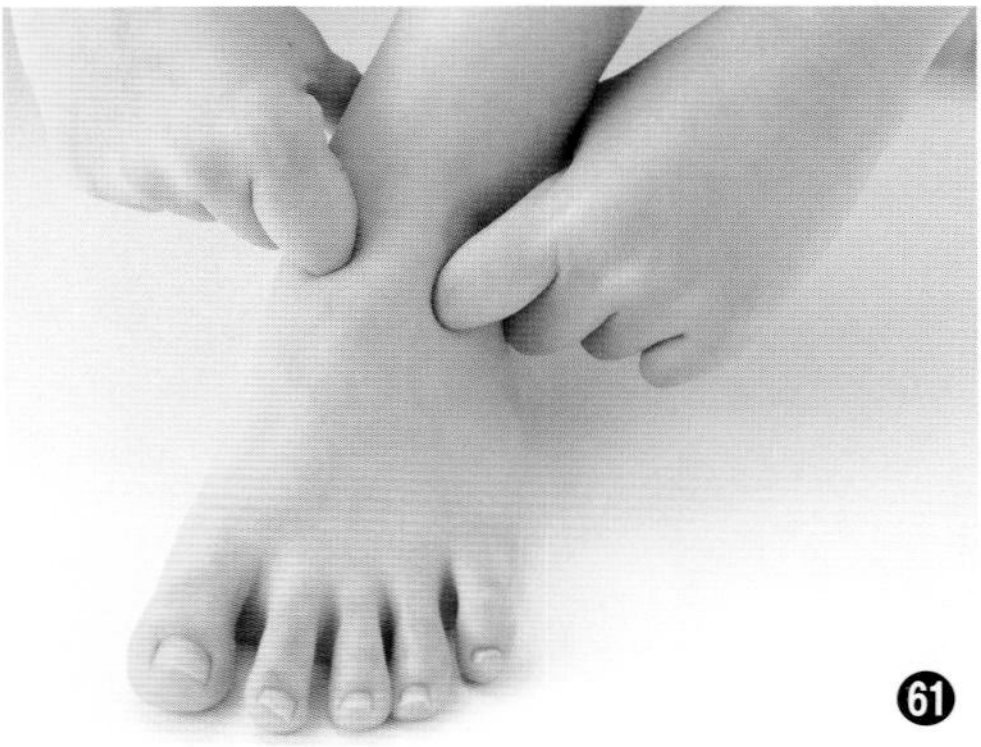

❻❶

**下半身リンパ腺❹⓪**

あらゆる下半身の病気に対応します。ちょっと足首を曲げるとできる窪みの部分がそれです。中高年以上の女性にとくに多いのですが、ここが埋まっていて窪みがない人は要注意です。リンパの働きが悪く、ウイルスやガンなどに冒されたとき、抵抗力がないためにあっという間に悪化してしまいます。病気でない人もちゃんと窪むまでしっかりもみましょう。

《消化器・生殖器など下半身のあらゆる病気に対応》

## 鼠径部㊾

鼠径部は太ももの付け根の足と胴をつなぐところで、ここが弱るとインポテンツや不感症、生殖器官障害などになります。

《鼠径部ヘルニア・生殖器官障害に対応》

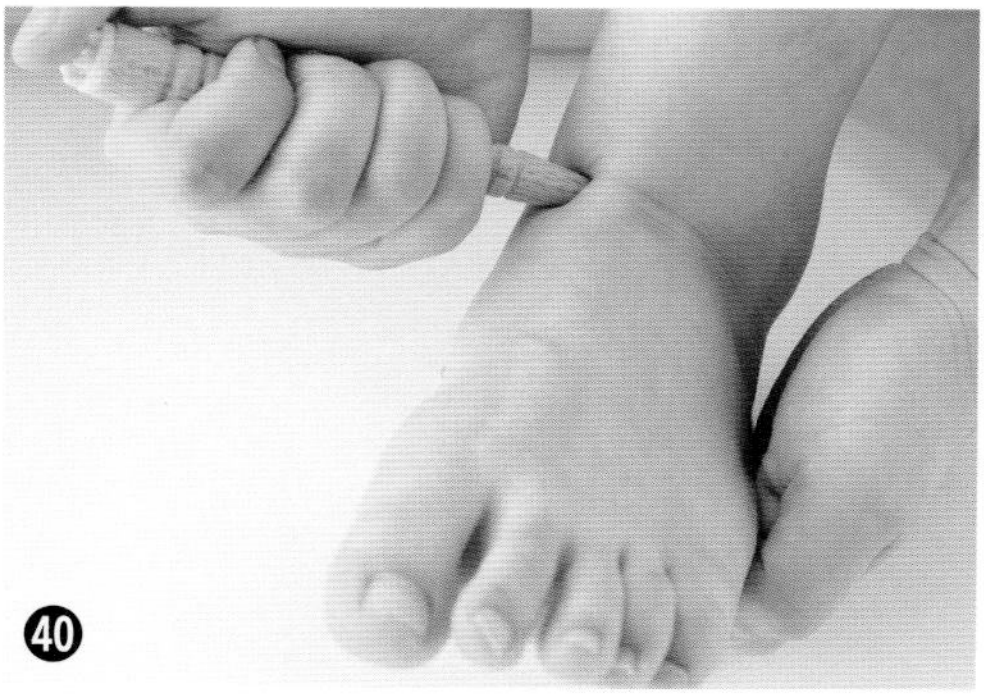


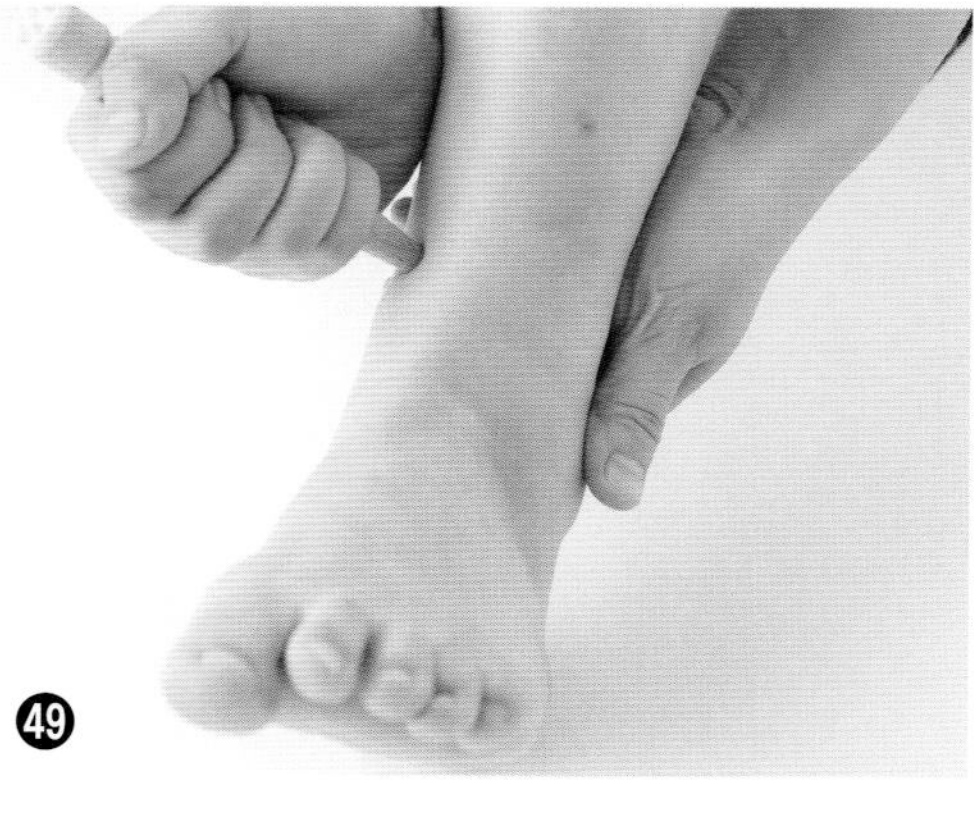

### 直腸筋 52

便秘や痔の人はこの反射区がとても痛がります。ここの筋肉を柔らかくなるまでもみほぐしていくことが必要です。

《便秘・痔疾・直腸の炎症・潰瘍に対応》

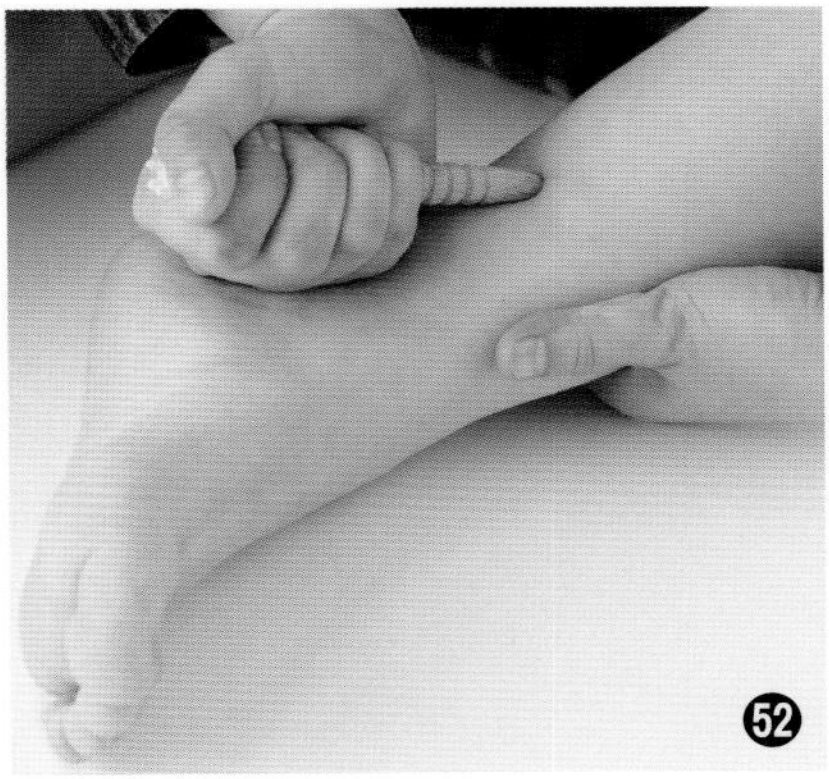


## 足外側

### 肩 ❿

肩の反射区は足の外側、小指の骨の付け根辺りで、グリグリ棒で押すと小指が外へ開きます。肩こりの人はこの肩の反射区が埋まってしまっていますから、軟らかくなるまでもみほぐさなければいけません。

《肩こり・むち打ち症・高血圧症に対応》

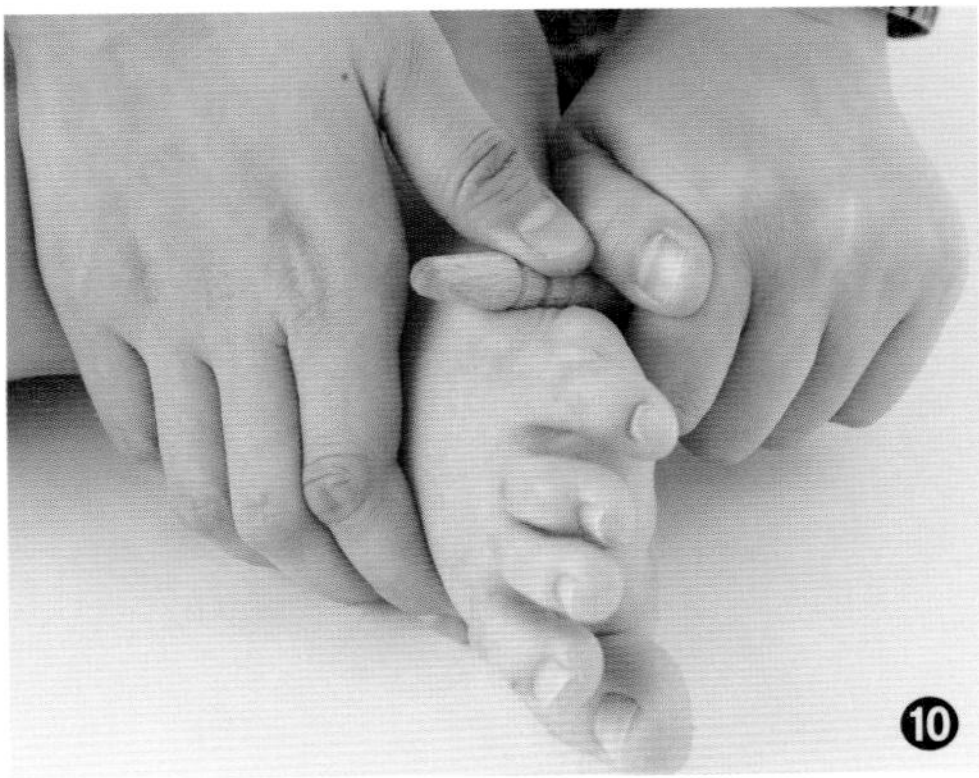

⑩

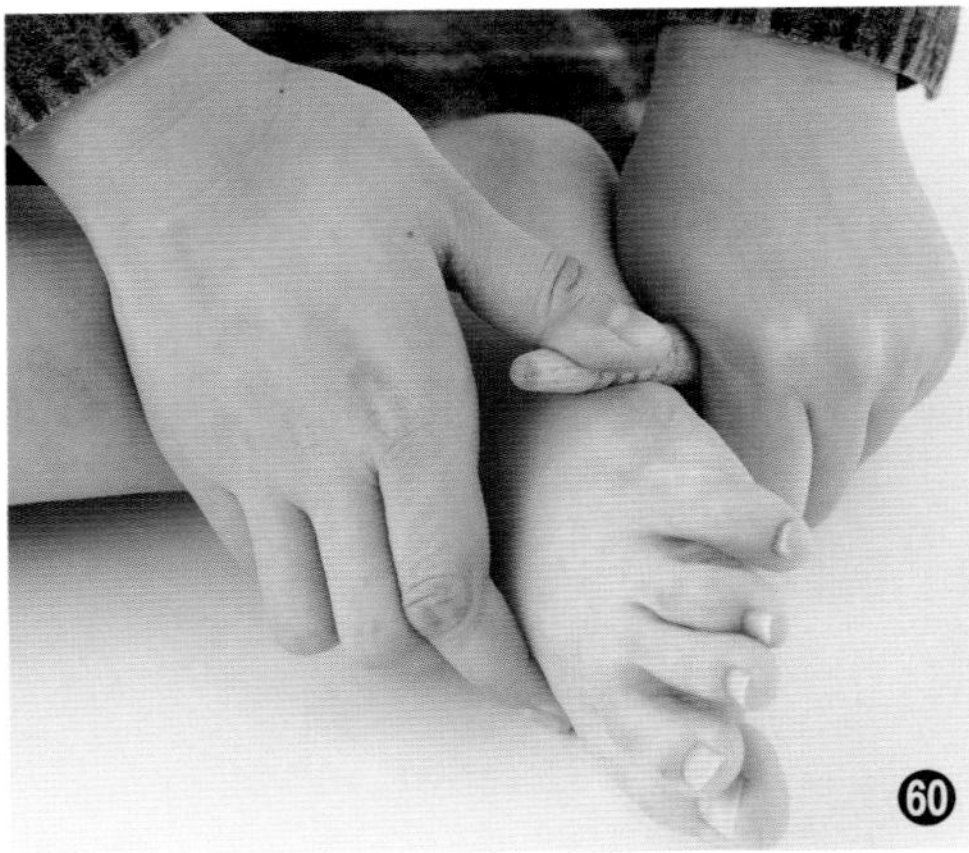

60

**肘関節60　膝関節35**

肘の反射区は、肩の反射区の少し下にある飛び出した骨とその周囲です。それに続く大きな窪みが膝の反射区です。ここが埋まっている人は、膝に水がたまっていたり、痛みがあったり

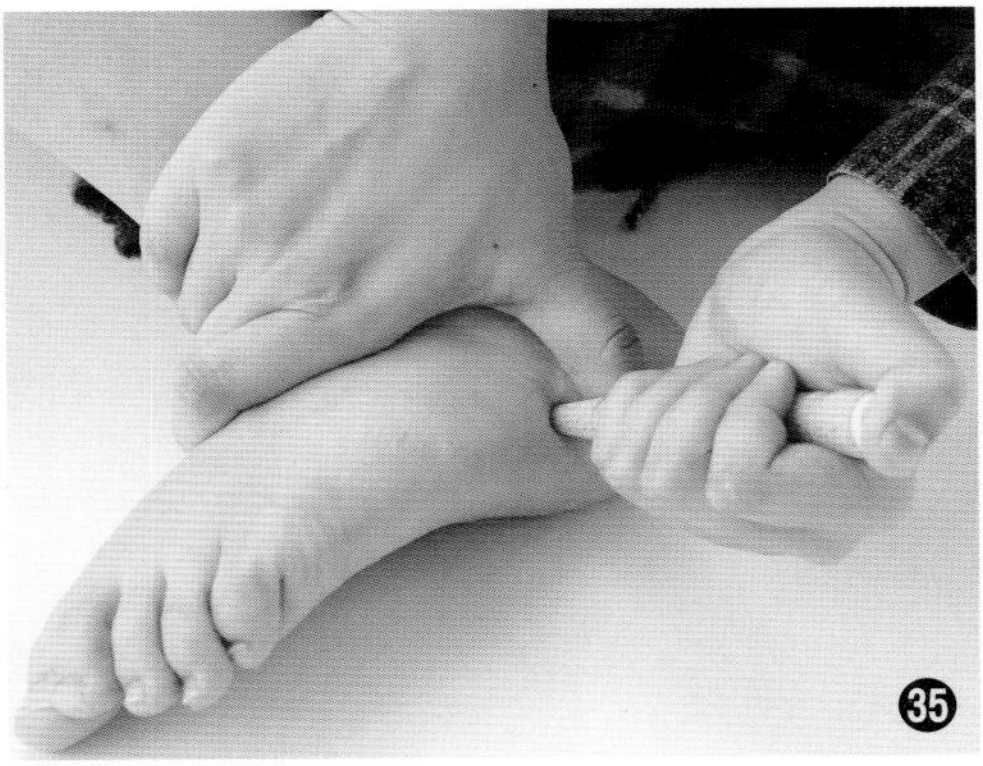

して曲げ伸ばしが不自由です。肘と膝の反射区は続いていますから一緒にもんでください。痛みを本当に取ろうと思ったら、肘そのもの、膝そのものも周囲をもみほぐして、そのうえでこの反射区をもむのがコツです。

《肘と膝に対応》

**尾骨㊽**

転んで尻餅をついたことのある人は、のちに腰痛が起こったり、下肢の痺れが起きたりすることがあります。そういったときには、ここをよくもんでおきましょう。

《冷え性・腰痛・下肢の痺れ・むくみに対応》

**生殖腺㊱（卵巣・輸卵管・睾丸・副睾丸）**

足の内側の三角地帯にある反射区が子宮と前立腺で、この外側の部分にあるのが卵巣、輸卵管、睾丸です。この部分が痛む女性は排卵時に痛みがあり、男性は精子が弱くなり、男女とも

**股関節㊳**

生殖能力が衰えてきます。大事な生殖器官ですからしっかりともんでおきます。

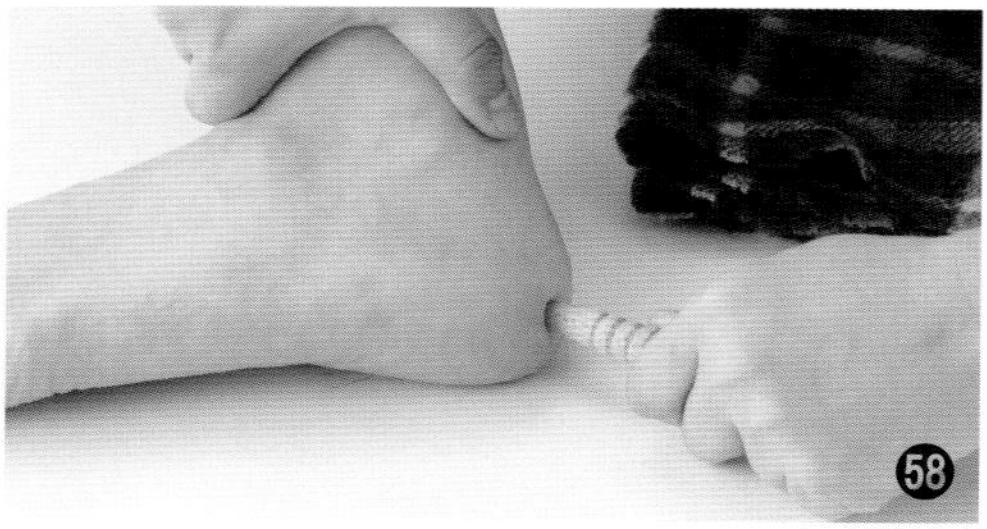


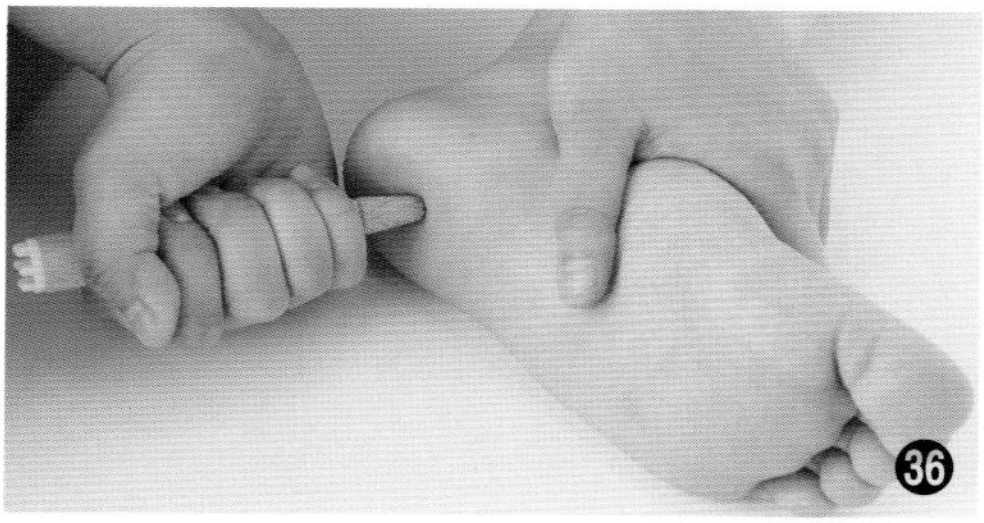


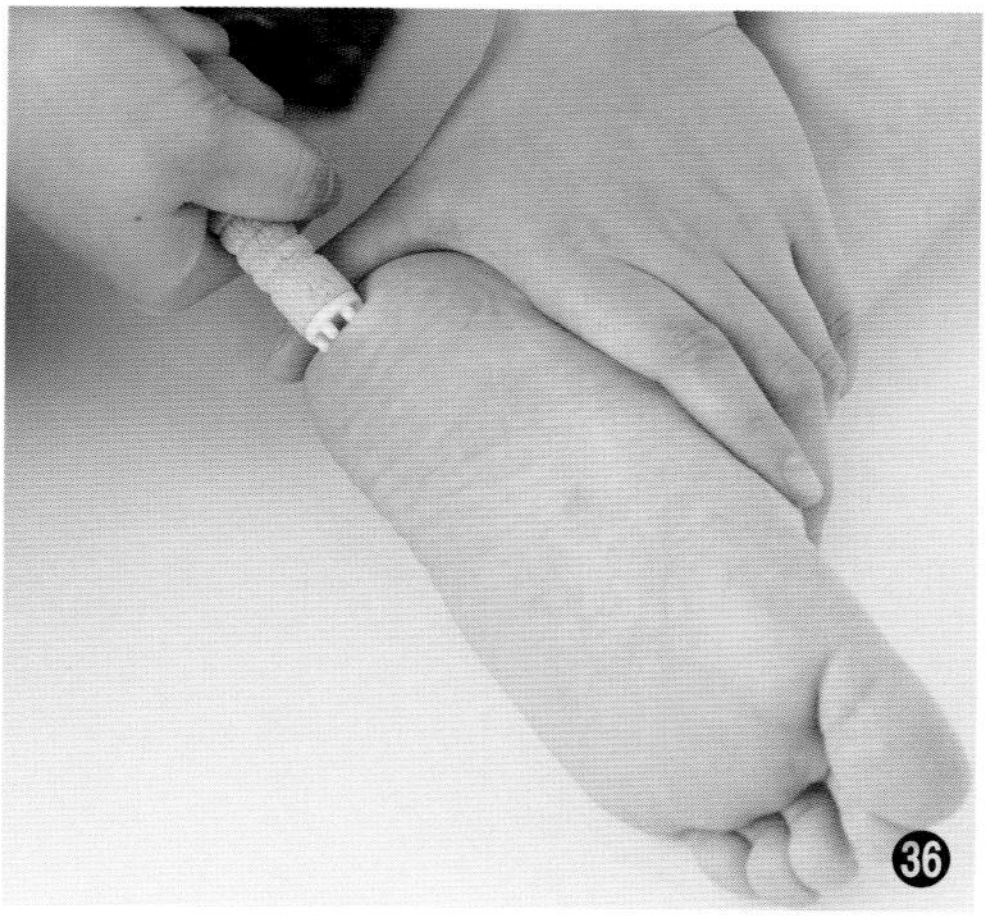

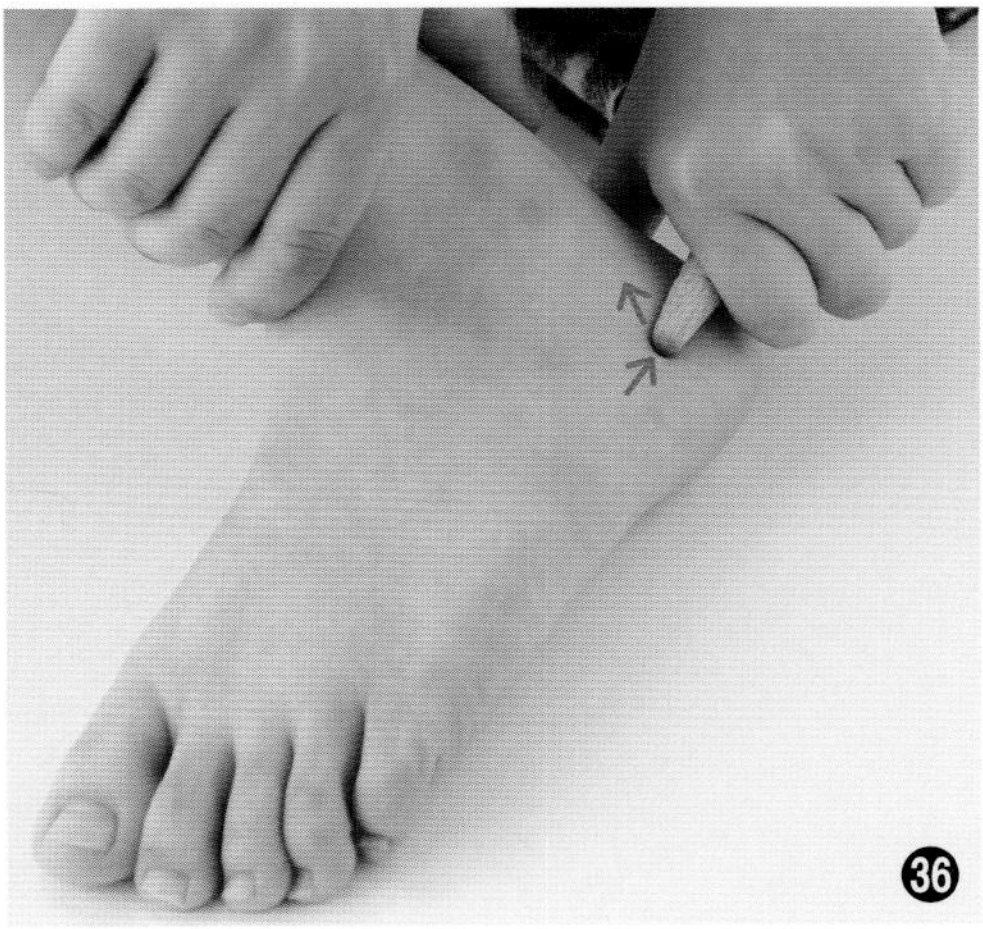


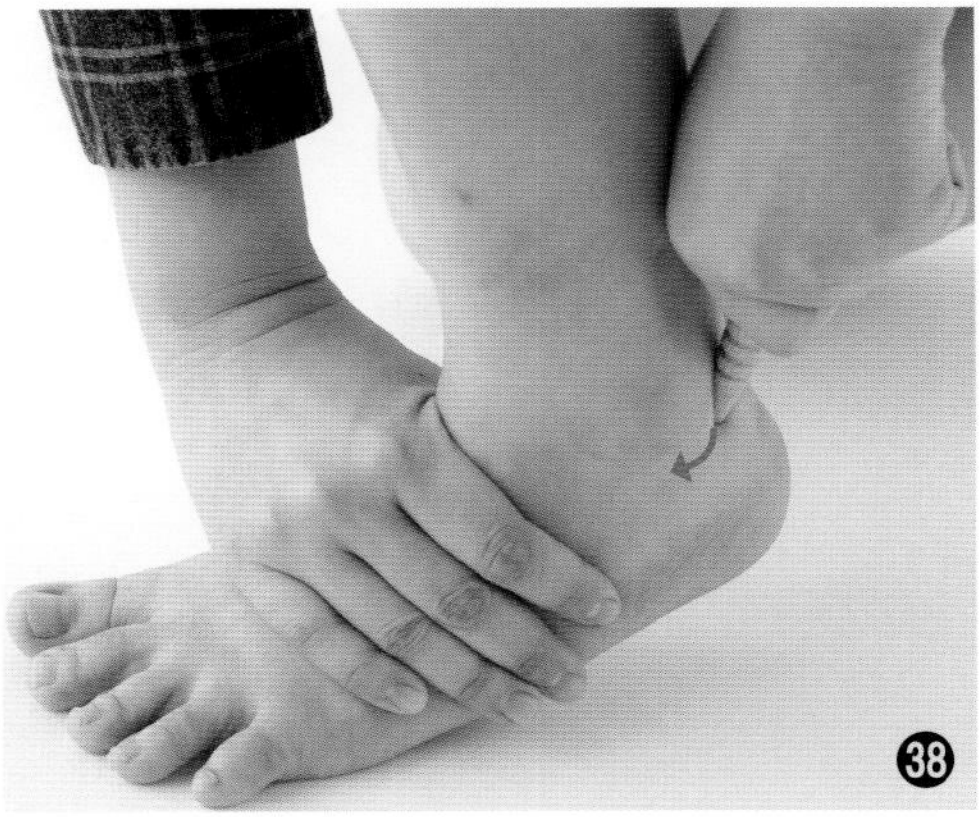


足の内側と同じです。外側のくるぶしのすぐ下にある反射区です。

**腓骨筋㊲**

この部分が硬くなっている人は排卵期、排卵後に強い痛みが出ます。靴下などによる強い圧迫を止めましょう。柔らかくなるまでしっかりもめば症状は緩和されます。

《生理痛・月経不順・生殖器官に関する痛み、トラブルに対応》

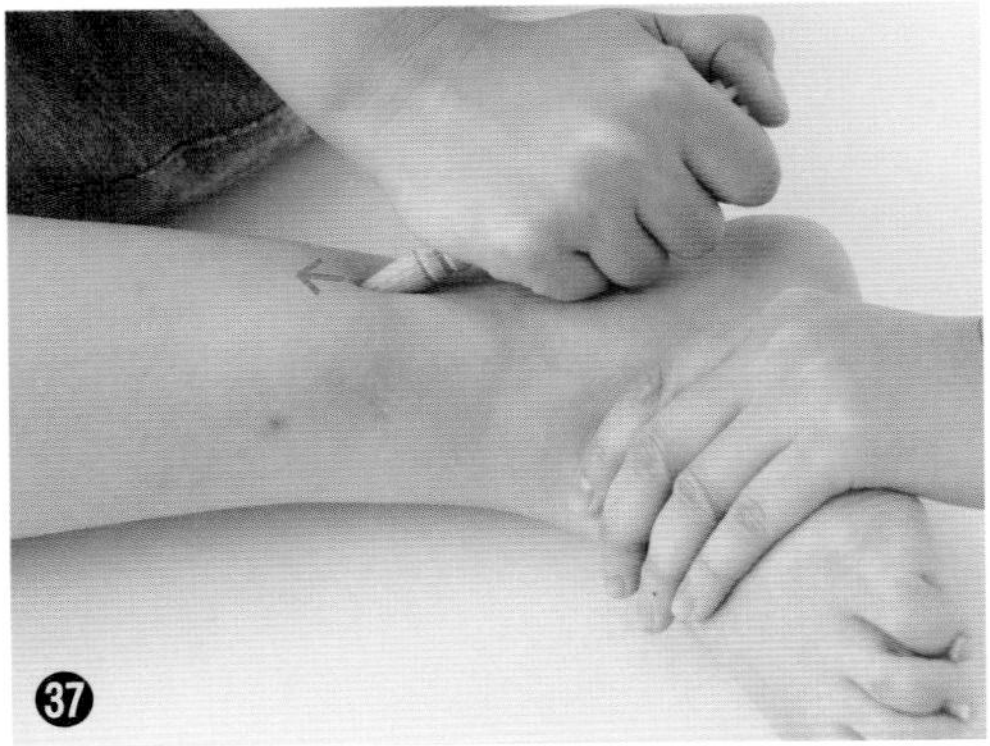

## 甲部

**下顎㊻　上顎㊼**

グリグリ棒だけでなく、人差し指の第二関節を使うと上手にもめます。

《虫歯や歯槽膿漏などに対応》

**扁桃腺㊺**

風邪のウイルスが扁桃腺に取り付くと、喉がいがらっぽかったり熱が出たりという扁桃腺炎の症状が出てきます。この時点で早く足もみをしておけば、気管支炎や肺炎など風邪をこじらせた状態にならなくて済みます。扁桃腺は大きくなり過ぎると手術で取ることがありますが、ものが人体に入る最初の通過点で、異物が進入したときのセ

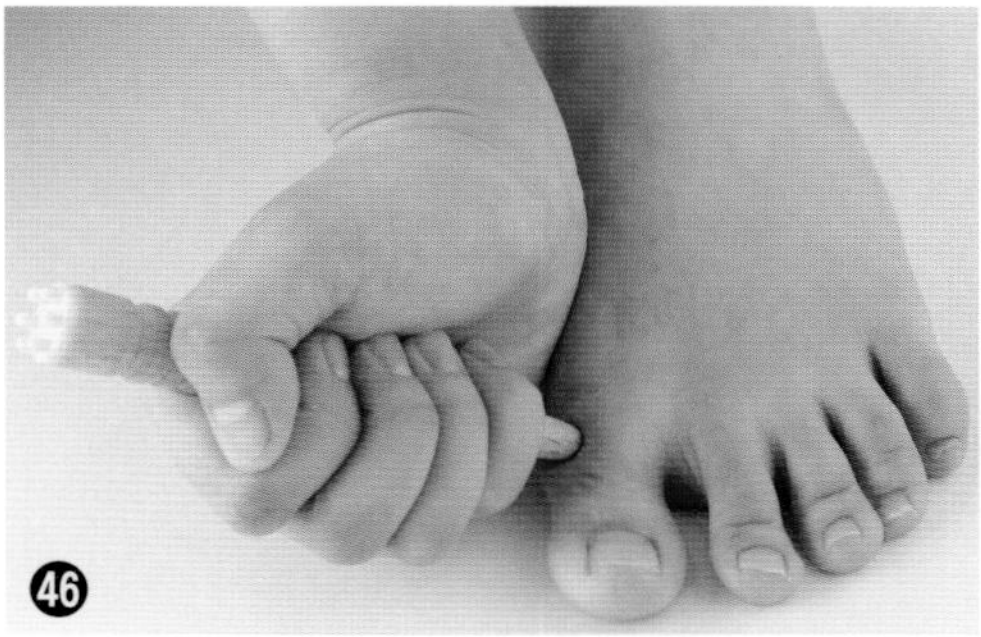
46

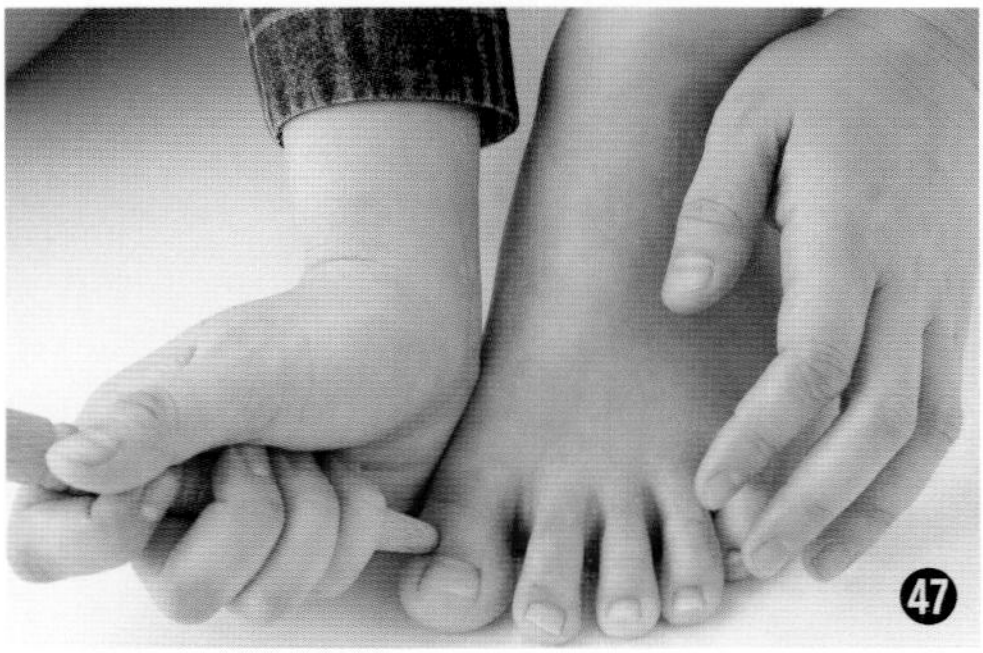
47

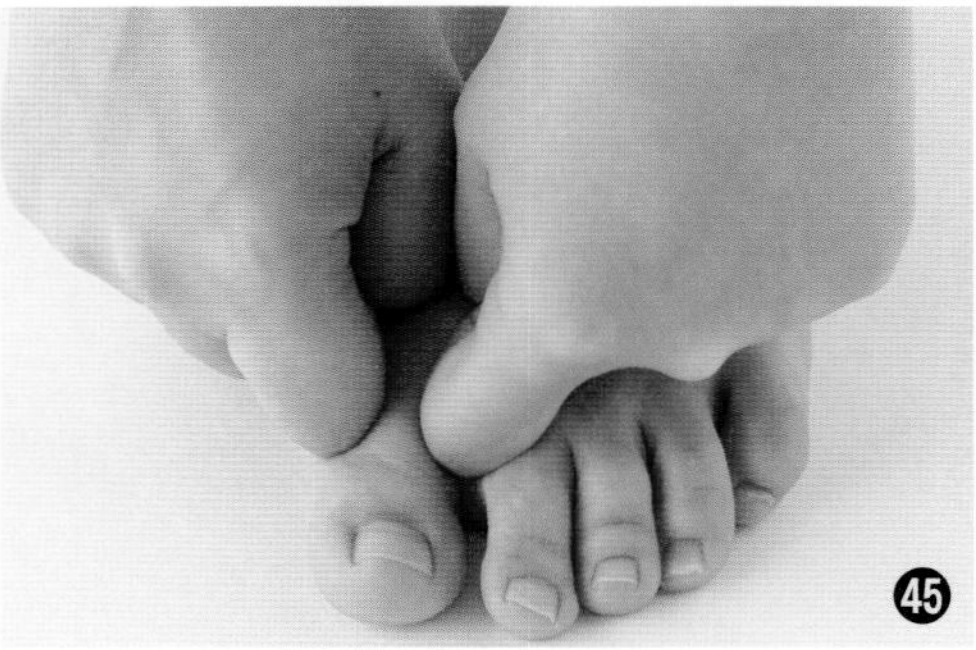
45

ンサーの役目もありますから、手術が必要かどうかを検討する必要があります。

《初期の風邪・扁桃腺肥大に対応》

**胸部リンパ腺㊶**

この反射区と上半身リンパ腺、下半身リンパ腺の3つのリンパ腺は、身体の抵抗力や自然治癒力などにとって非常に重要な反射区です。

また、横隔膜より上、とくに呼吸器や乳房に問題があるときは、この胸部の反射区を押すと飛び上がるほど痛いはずです。痛みがなくなるまでよくもんでください。

**声帯・喉・気管㊽**

この反射区は前述の胸部リンパ腺と同じ場所、つまり親指と第二趾の骨と骨のあいだにありますから、もむときは一緒にもんでおきます。

外反母趾の人は、風邪をひくとすぐに喉がやられて、啖が出たり咳が出たり熱が出たりします。普段からこの反射区をもんでおいてください。

《声のかすれ・声帯ポリープ・風邪による喉と気管支の痛みや炎症に対応》

**平衡器官㊷**

平衡器官は内耳にあり、三半規管とともに身体の平衡感覚を保つ器官で、外反母趾の人などは障害が起きやすい器官です。

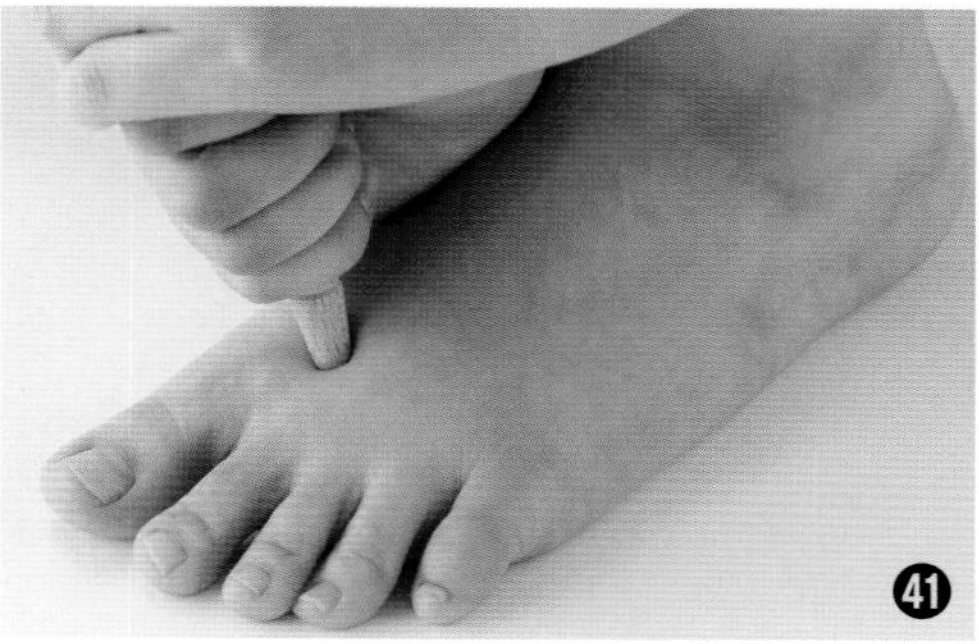

㊶

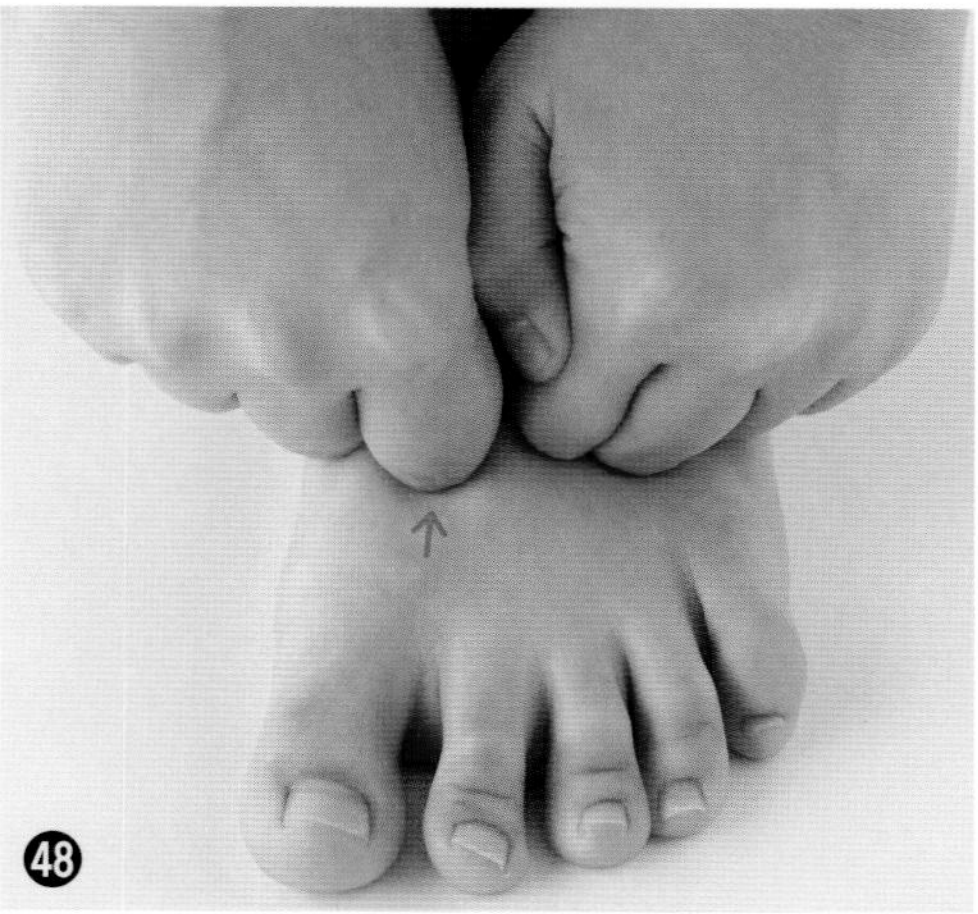

㊽

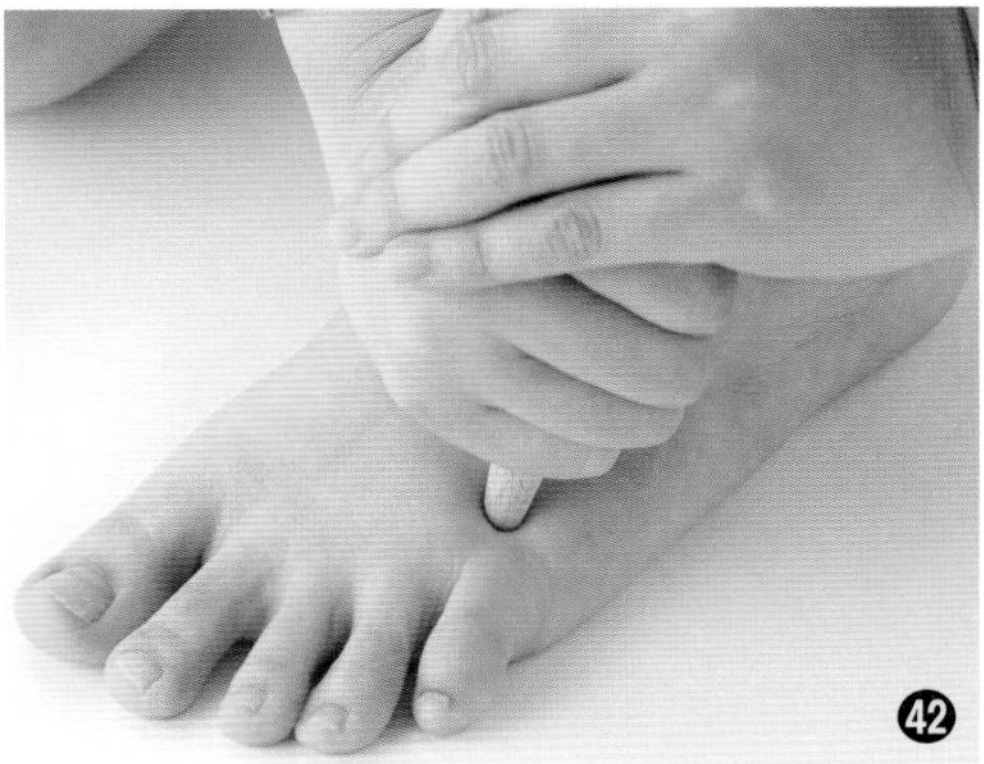

42

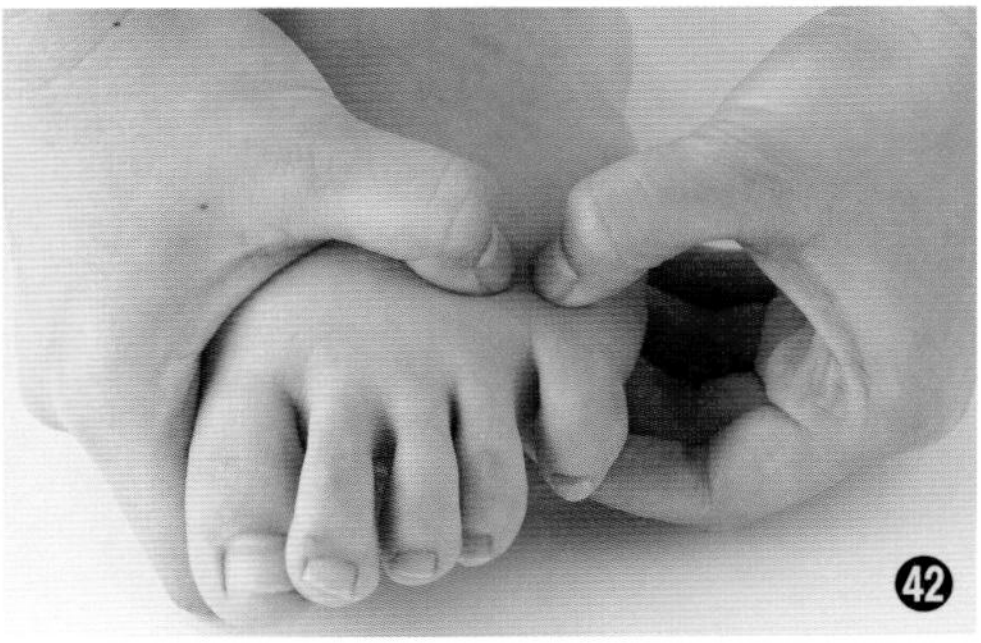

42

《内中外耳炎・めまい・吐き気・乗り物酔い・高低血圧・耳鳴りに対応》

**胸㊸**

胸はほとんど女性に関係する反射区で、この部分がちょっと触るだけで痛い人はすでになんらかの病気になっているか、いずれ問題を抱えることになりますので、早いうちにもんで痛みをなくしておきましょう。

《乳腺炎・乳頭炎・乳ガンに対応》

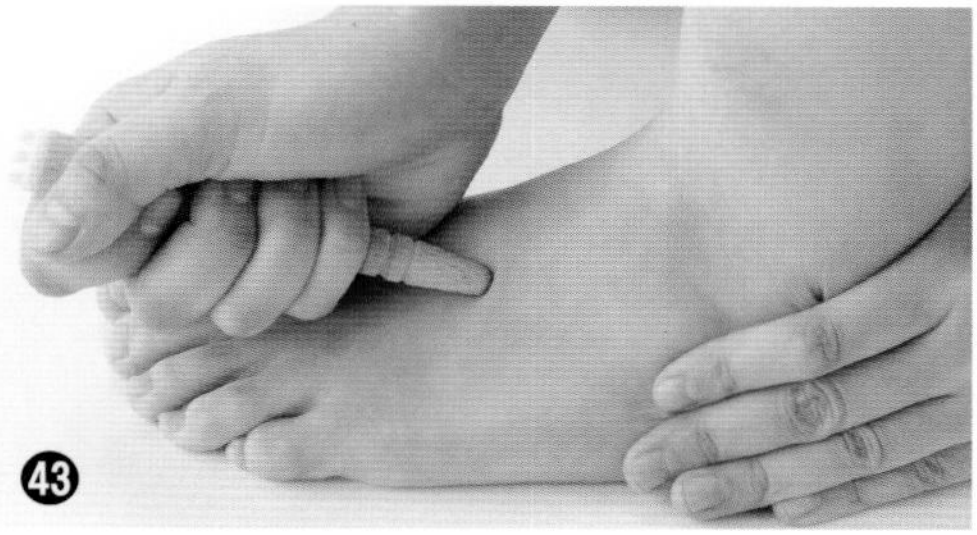


**横隔膜㊹**

横隔膜は胸部と腹部を仕切る膜で、上下して肺呼吸や下腹部の運動機能を調節してくれます。しゃっくりが止まらない、喘息がひどいときなどにもみましょう。

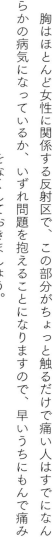

《しゃっくり・喘息でせきこんでお腹が痛いときに対応》

**肩甲骨腺㊾**

肩甲骨は背中の三角形の大きな骨で、肺を守っています。ここが痛い人や腫れている人、青味のある人は、肩こりが激しく、高血圧

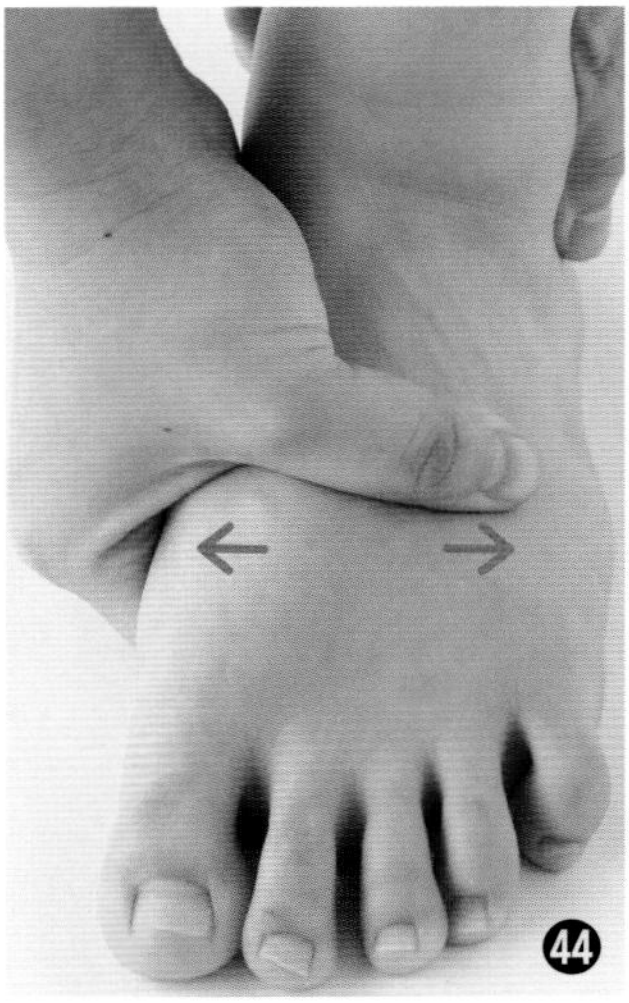


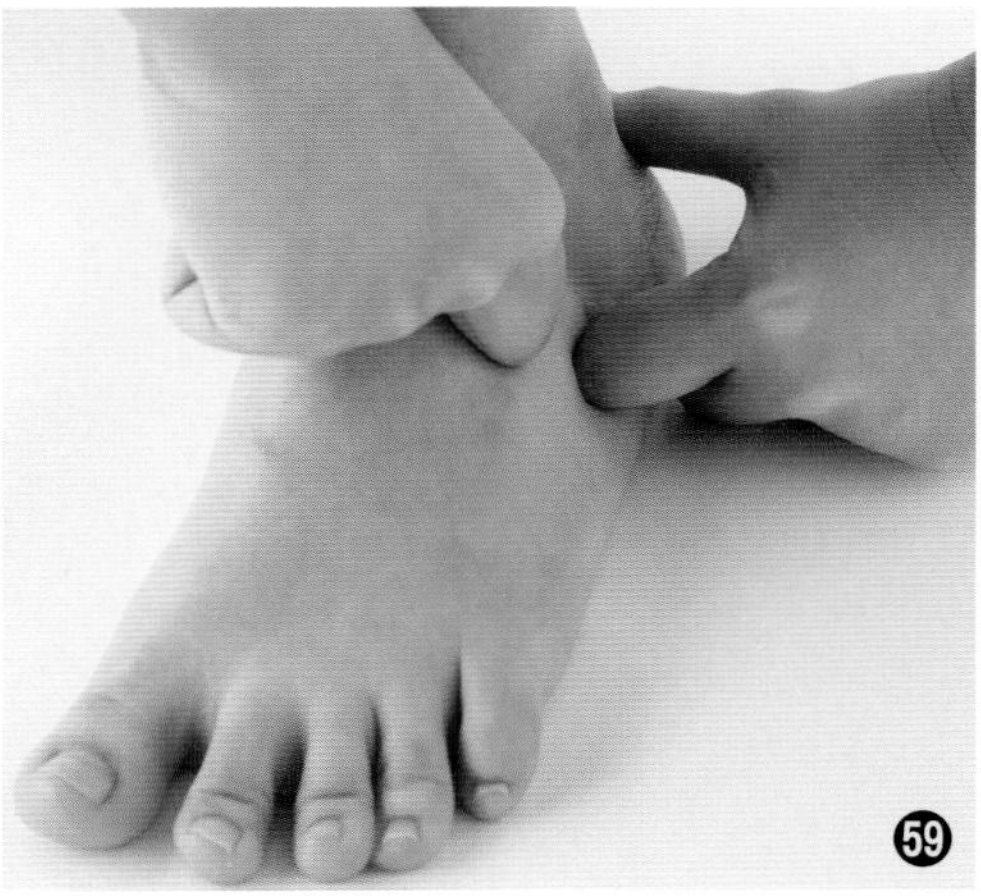


の人に多く見られます。高血圧の人は決して肩を直接もまないこと。足全体をよくもんで、上半身にたまっている血液を下半身に下げてやればいいのです。

《肩こり・五十肩・高血圧症に対応》

## 肋骨㉛

肋骨は胸部を保護している胸の骨のことです。とくに遊走肋骨という2本の短い肋骨が筋肉のなかに入り込んでいて、激しい運動をしたり、内臓が腫れているときに炎症を起すことが多

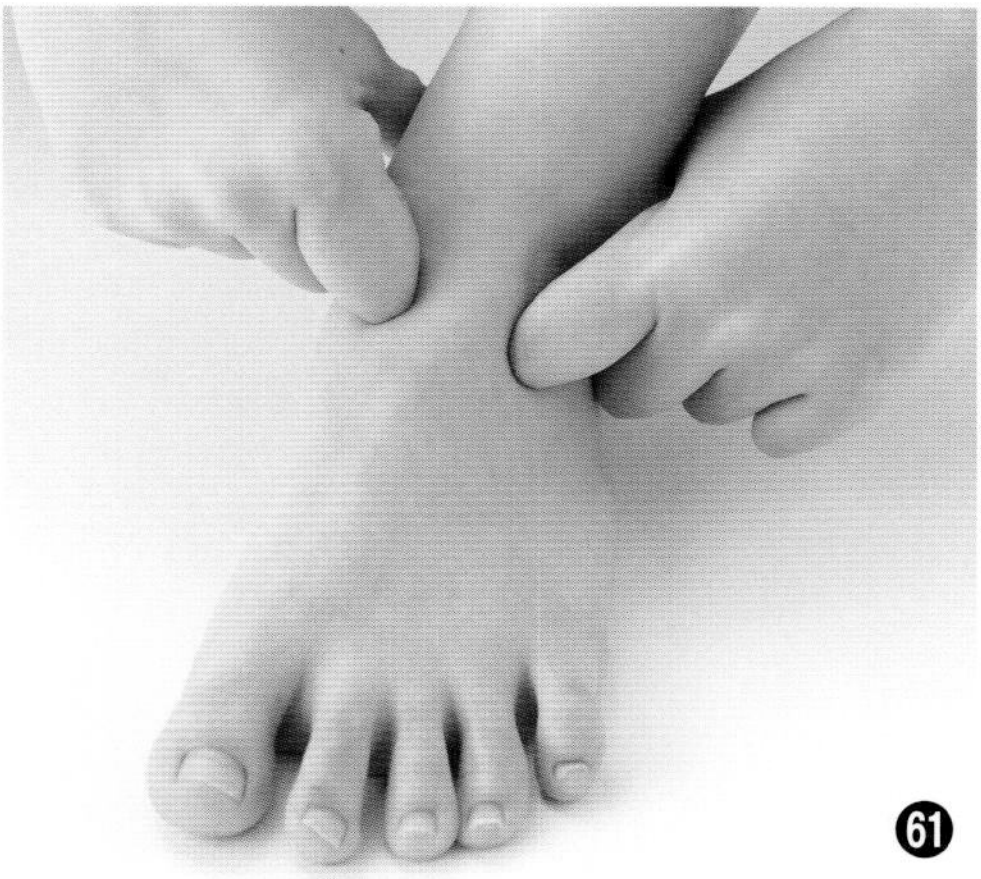


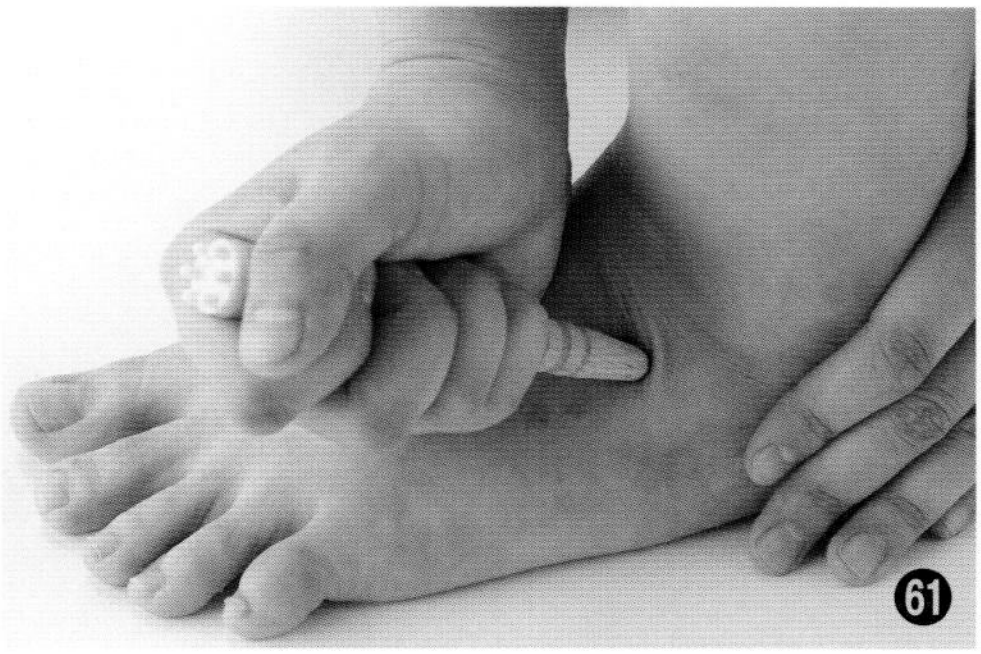

く、両方の脇腹が痛くなります。反射区は2カ所、関節のあいだの溝にあります。

《両脇腹の痛み・肋間神経痛に対応》

## 上半身リンパ腺㊴　下半身リンパ腺㊵

かかとを起点に足首を曲げると、両方のくるぶしの付け根に窪みがふたつできます。この窪みの内側が下半身のリンパ腺、外側が上半身のリンパ腺です。加齢とともにここが埋まってきて、更年期世代の過半数の女性が団子のようなくるぶしになっています。男性でも高血圧の人、肥満の人などはこの部分が埋まっています。よくもんで窪みが見えるようにしておかないと、感染症などを起しやすい虚弱な体質になってしまいます。ガンにもウイルスにも負けない抵抗力のある身体になるためには重要な反射区です。

《感染症・ガン・糖尿病など抵抗力の衰えによる病気に対応》

## 鼠径部㊾

足の内側で説明しました。股関節とともに汚れがたまりやすく、足もみで効果が出ない人はここが詰まっていたということがあるのです。ここをもむことはもちろん、リンパの集まっている股の付け根、鼠径部自体のマッサージも忘れずにしてください。

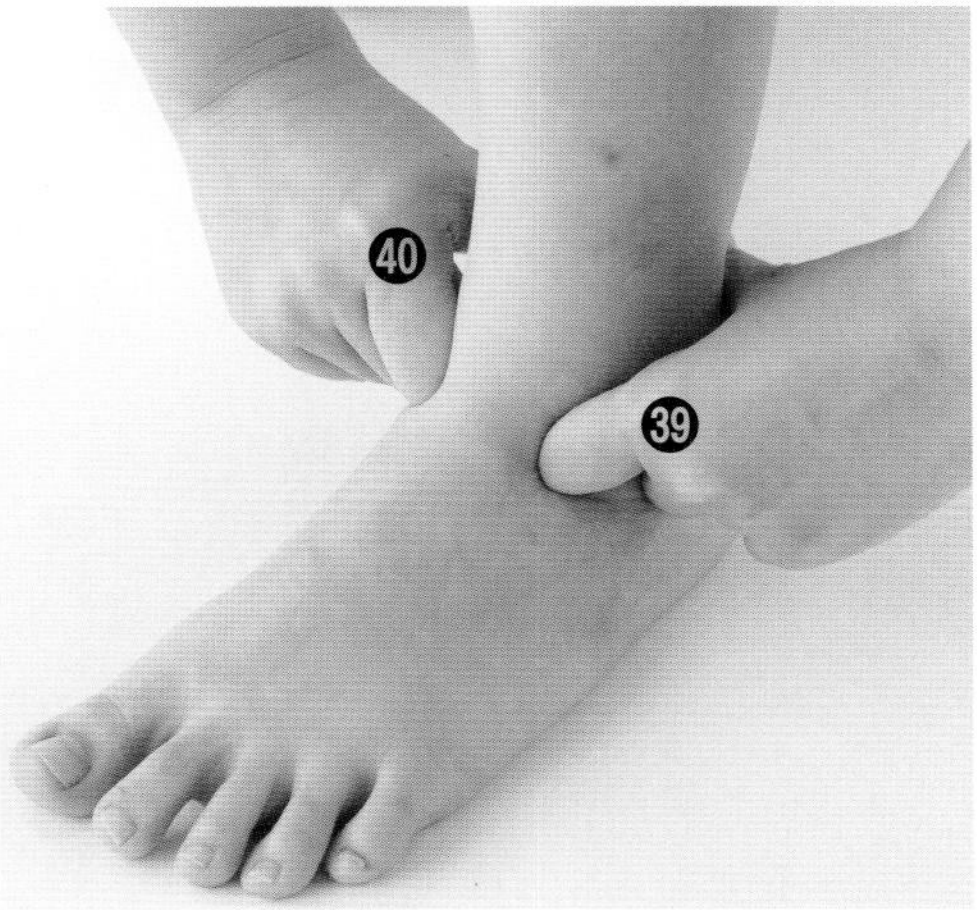


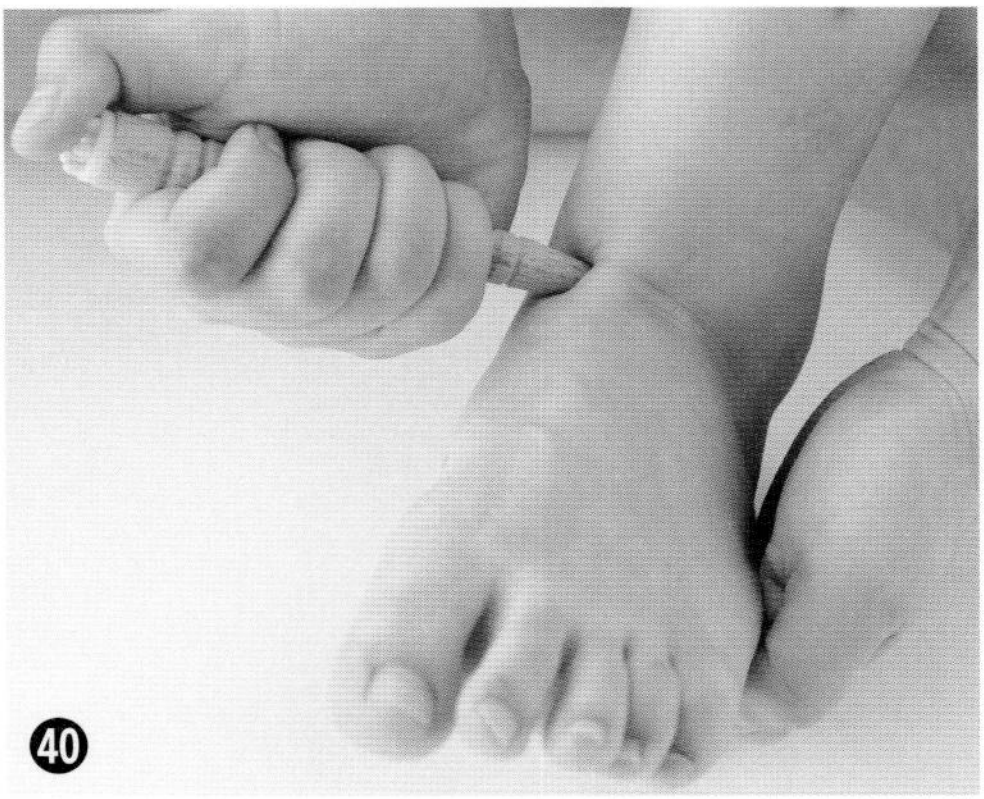

## ふくらはぎから上もしっかりもむ！

官足法は「血液の循環」とそれによる排泄、代謝を目指している健康法ですから、ふくらはぎ、膝、太ももを徹底的にもみほぐしていくことがとても重要です。

人間のすべての筋肉のうち、この部分が70％を占めていることを考えてもいい加減にはできません。具合の悪い人すべて、また高血圧などでいつ倒れるかわからないという人は、たたいても、押しても、捻っても、どんな方法でもいいですから、柔らかくなるまでもんでください。

また、熱が出るとか具合が悪くなるときは必ず、ふくらはぎが硬くなったり太ももの辺りの様子がちょっと普段とは違ってきます。いつも足をもんで点検していれば、事前に自分の状態がわかり、予防することができます。

## ウォークマットⅡ

戦後、官先生は師範学校を卒業して小学校の先生になります。しかし、持病の肺湿潤《はいしんじゅん》がなかなか良くならず、友達のお父さんが台北の大学病院の先生をしておられたので、その病院にかかることにしました。当時は新薬と言われるカナマイシン、ストレプトマイシンなど新しい化学合成薬が次々に誕生して、一種の薬万能という薬信仰が生まれた時代でした。そこで官先生がどんな薬を処方されたのかはわかりませんが、副作用でとにかく飲む度に調子が悪くなり、病院に行くのを止めました。そして漢方の心得がある育ての親である叔父さんを頼りました。ところが漢方の勉強はとても大変で、一生かかっても自分の病気を治せないということになりました。

途方に暮れた官先生は、台中にある生まれ故郷に帰ります。ある日、河原の石の上に腰かけて辺りを眺めるともなく眺めていると、子どもたちがパンツ一丁で裸足で河原を駆け回って遊んでいます。チャンバラごっこでもしているのでしょうか。手に手に棒切れを持っています。「自分も小さいころ、ああやって裸足で駆け回っていたなぁ」と思って、やおら靴を脱いで素足になって河原の石ころの上に立とうとしました。ところが足裏が痛くて痛くて歩くどころか、立ち上がることもできません。

このあとが官先生の偉大なところで、

「そうだ。老化は足からと言うではないか。足裏がこんなに痛くて立てないのは、硬くて冷たい足裏の神経を河原の石が直接刺激するからだ。病気で自分は足から老化してしまったんだ。ならば、この子どもたちのような柔らかくて温かい足にすればいいんだ！」

そこから官先生の足もみが始まりました。30年ほどかけてすっかり元気になって、この素晴らしい健康法を日本にもたらすことになったのです。

そしてこのときの体験が、のちのウォークマットⅡ誕生につながったのです。

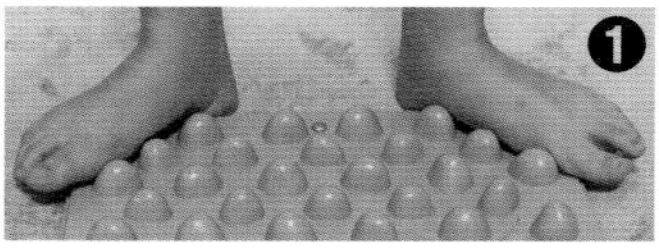

両端の角の山に両方の腎臓の反射区をあて、そのまま右左に体重移動する。少しずつ斜めにずらしながら輸尿管、膀胱、尿道にあたるように踏み込む

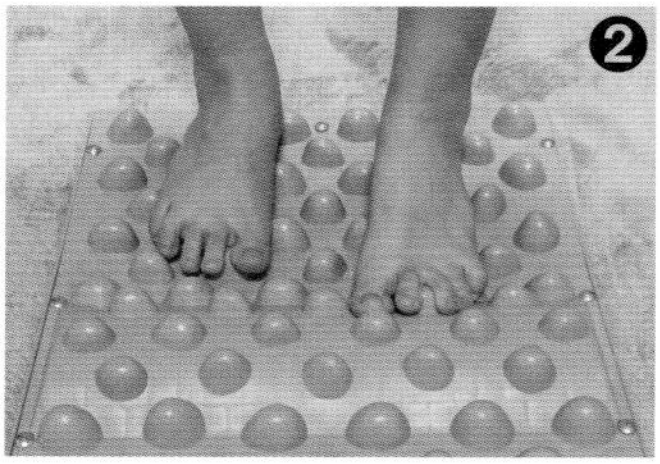

そのまま板の上を中央の高い山に向かって、ゆっくり体重移動しながら上がっていく

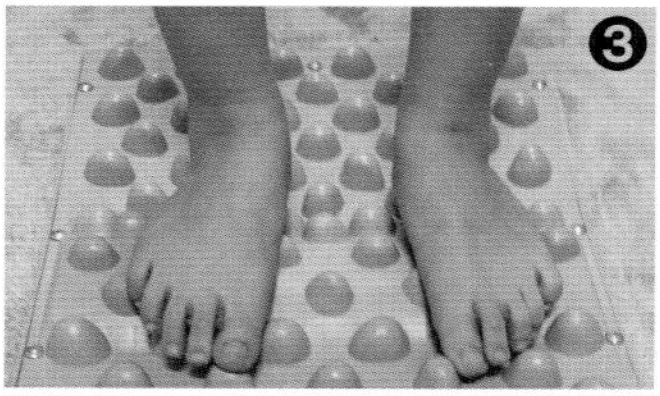

高い山に上がったら土踏まずを乗せて左右にカニ歩き

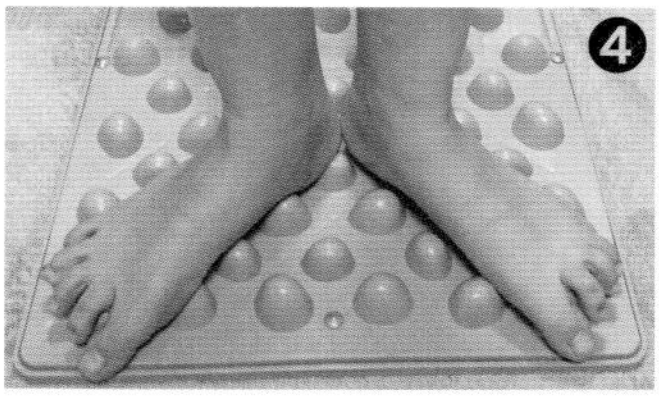

アーモンド状の山に指先をかけて、かかとを上げる

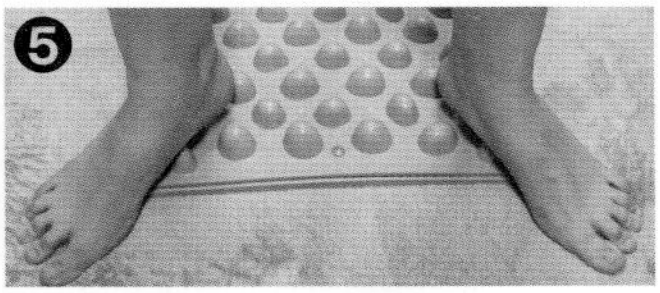


アーモンド状の山の上を両足裏で５ミリずつ輪切りにするようにかかとまで上がっていく

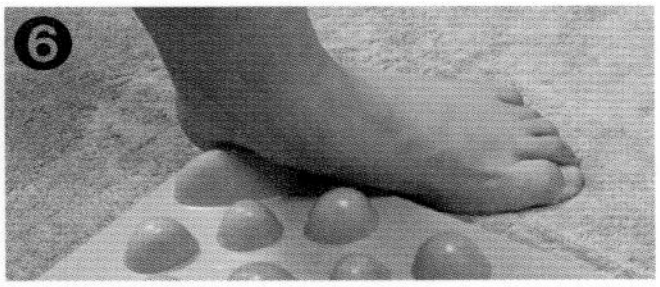


腎臓、輸尿管、膀胱、尿道はアーモンド状の山に押しつける

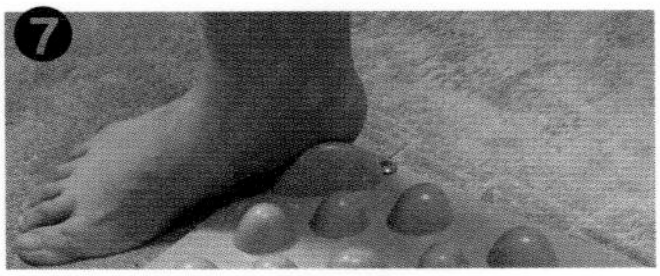


膀胱は滑らせながら押し付ける

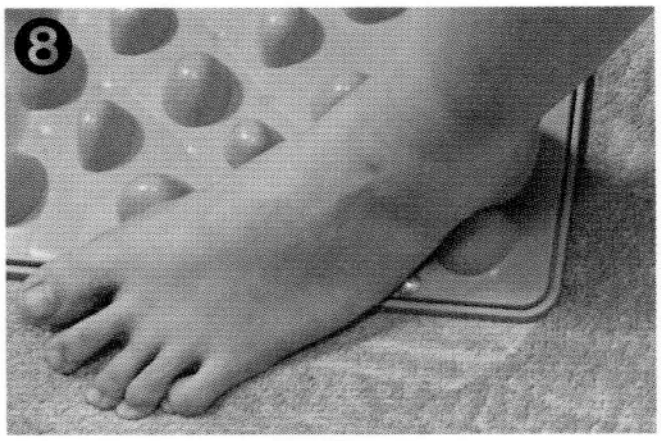


膝、肩、肘は両端の角を使う

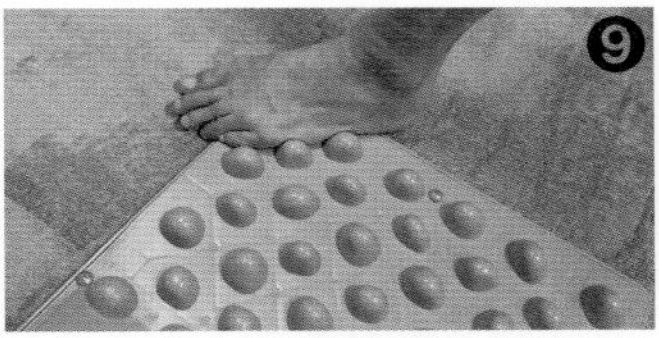


今度は左足の心臓と脾臓の反射区を右側の端の突起にあて、そのまま踏み込む

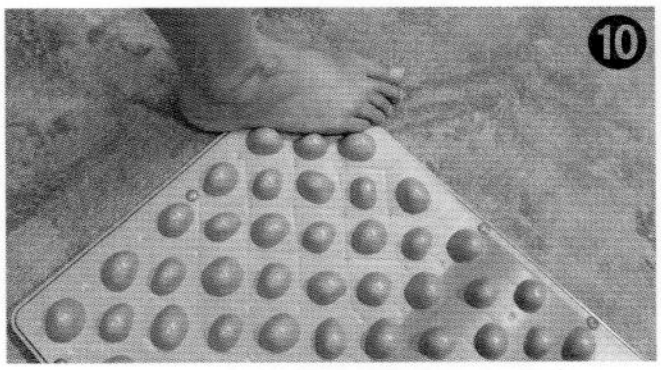


さらに、右足の肝臓、胆嚢の反射区を左側の突起にあて、そのまま踏み込む

ウォークマットⅡは官先生が紙粘土で形を作り自分の足を何度も何度も繰り返し押し付けては型を作って、出来上がった優れものです。どれひとつ同じ形状のものはなく、体重をかけて踏み込むだけで強い力が反射区に伝わりますから、とくに内臓の弱い人、慢性疾患に悩んでいる人にはお勧めです。このマットを踏んだだけで病気が良くなった例は枚挙にいとまがありません。法的な問題がないとはいえ、いまでは色違いのまったく同じ形状のものが堂々と通販で売られています。せめて使い方くらいはきちんと教えてほしいと思います。

足が老化している人は、ウォークマットⅡに乗れない人が多いのです。血液循環が足から滞り、骨、筋肉、皮下まで汚れ、つまり老廃物がたまって硬くなり、それが板を踏むと直接神経を刺すように刺激するのでとても痛いのです。最初はバスタオルなどを敷いて少しずつならしてください。しっかり乗れるようになると、身体の状態が変わってくるはずです。

## 赤棒

ウォークマットⅡは全体重をかけて足の裏、つまり弱った内臓や諸器官をもみほぐして柔ら

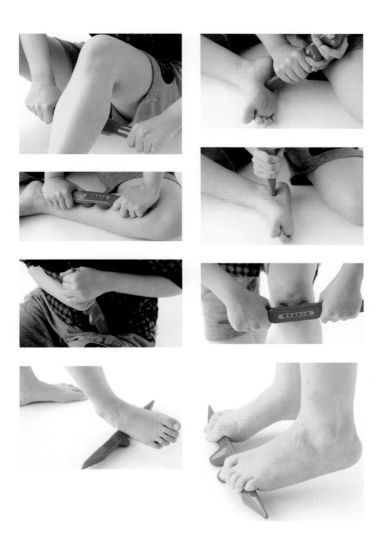

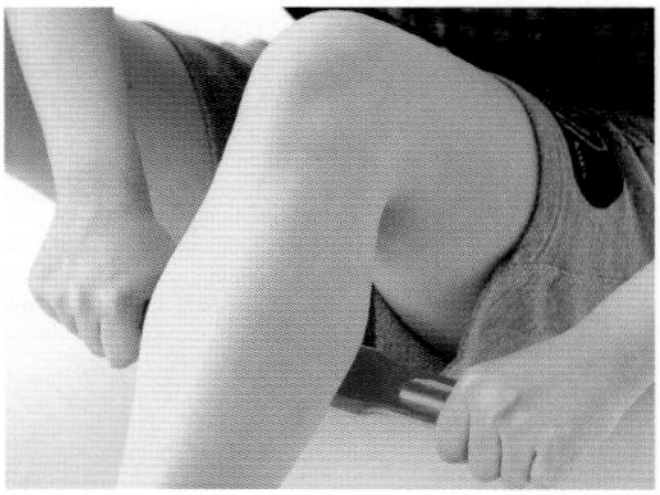

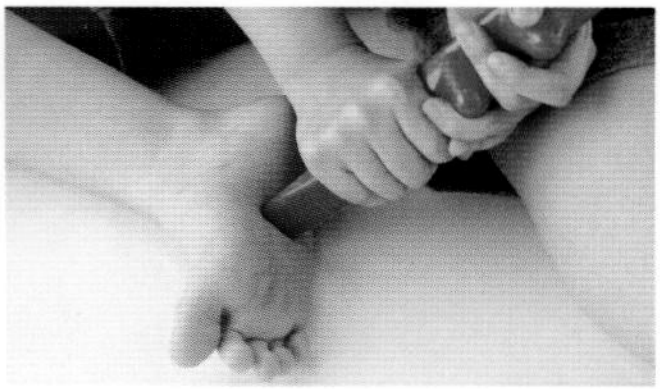

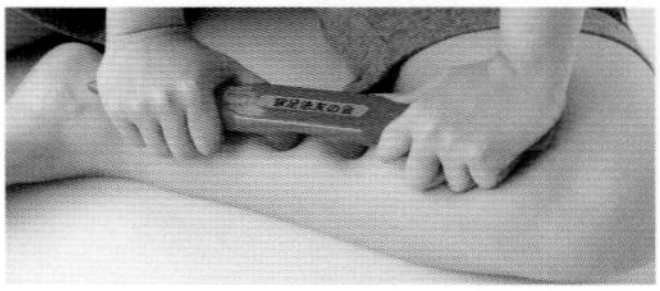

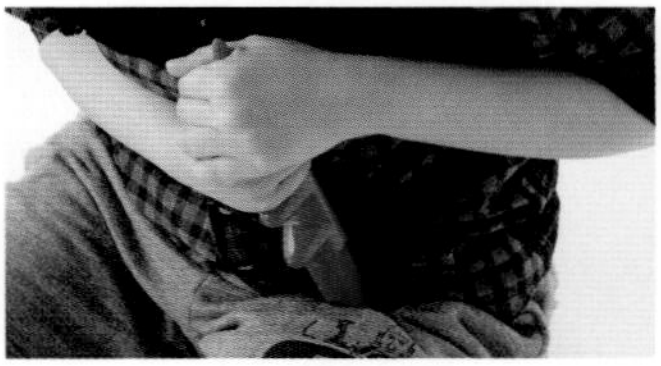

官足法友の会

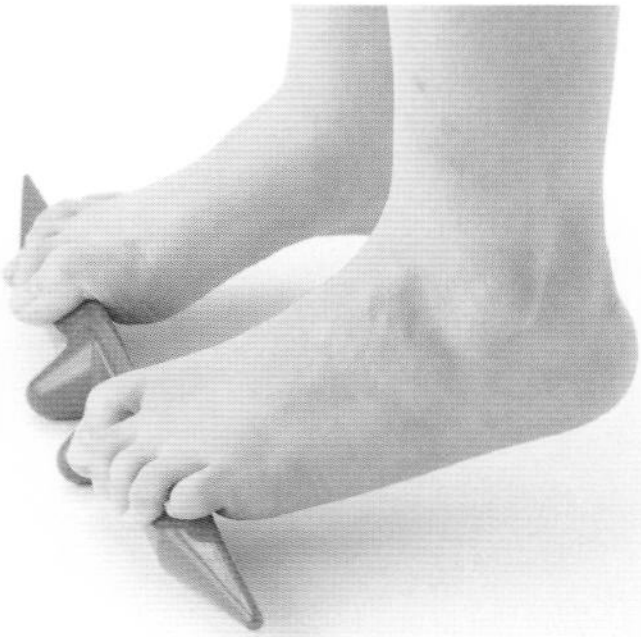

かい足にして血液循環の回復、臓器の活性化を図りますが、弱点としてふくらはぎや膝裏、太ももなど肝心の汚れの通り道をもむことができません。そのために作られたのが赤棒です。最初はふくらはぎをもむためだったのですが、両端の棒やヘラの部分、なかのコブなどを使って足のすべてがもめます。

## 足もみローラー

ＲＭＲローラーは、官先生がメーカーに３度改良をお願いして今日の形が出来たものです。このメーカーのモーターはとても強く50kgくらいまで体重をかけても止まりません。そのうえ心臓に負担のないように回転速度が遅く、15分でストップするようになっています。グリグリ棒でもむ力が弱いお年寄りや病気の人、元気でも時間のない人などにはうってつけです。

官足法グッズについてのお問い合わせは以下までお願い致します。
株式会社文化創作出版業務部
〒150-0041　東京都渋谷区神南1-4-2　神南ハイム４階
TEL03-3496-4251　FAX03-3496-4252

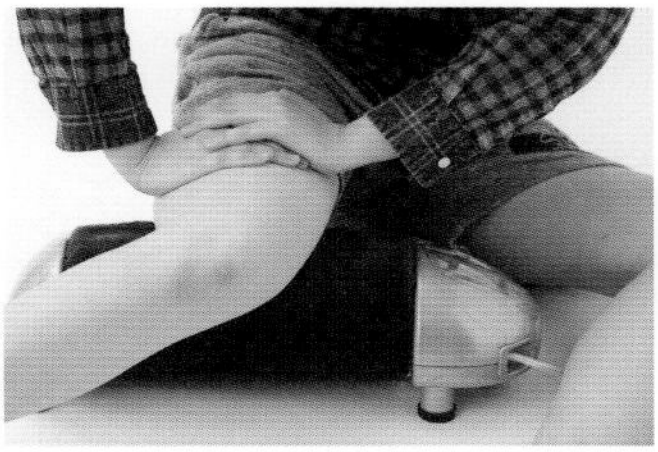

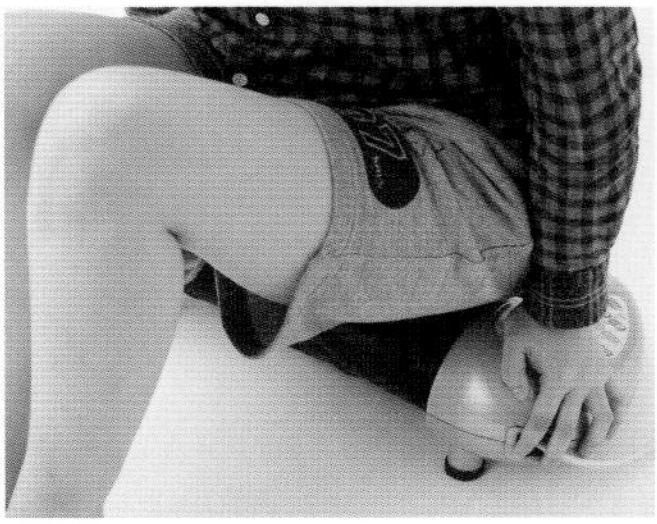

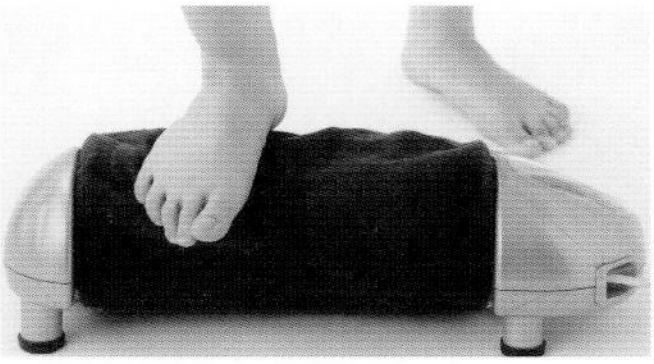

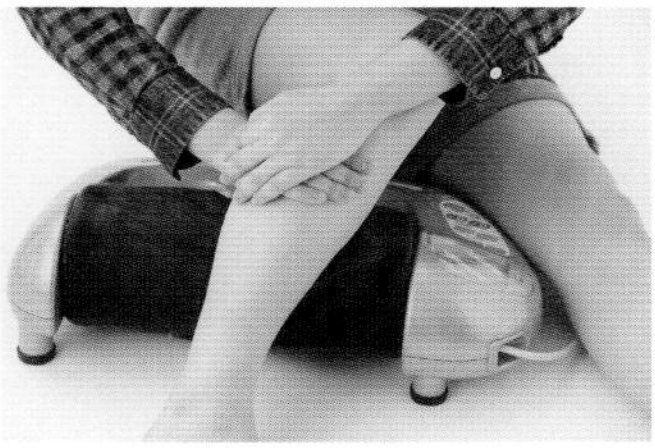

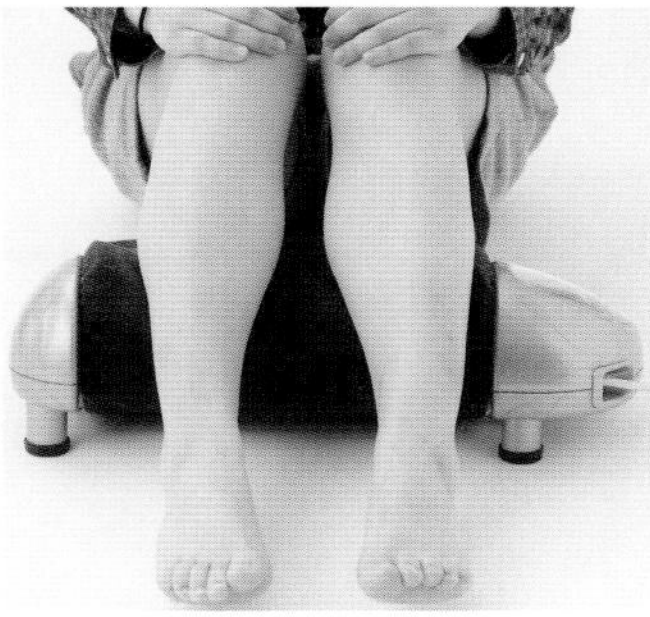

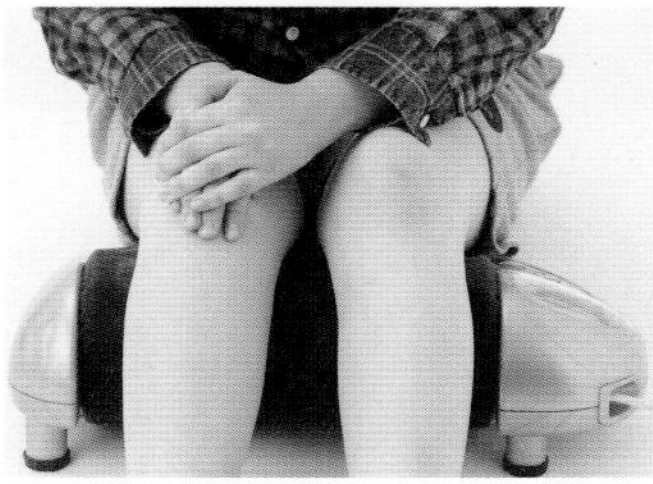

# 他人の足をもむ

他人の足をもむのは力が血流静脈に沿って入っていくので効果的と言えます。家族や友人などにやってあげましょう。いずれも相手が痛がったり、不快に感じている場合は、ソフトなもみ方にします。相手の様子を見ながらもんであげましょう。

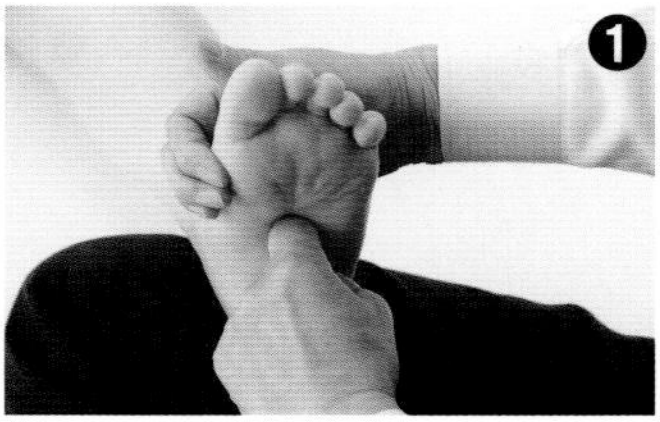

人差し指の第2関節を使い、もう一方の手で足を手前に引っ張って押さえながら、腎臓、輸尿管、膀胱、尿道へともむ。消化器も圧して下げるを繰り返してかかとまで

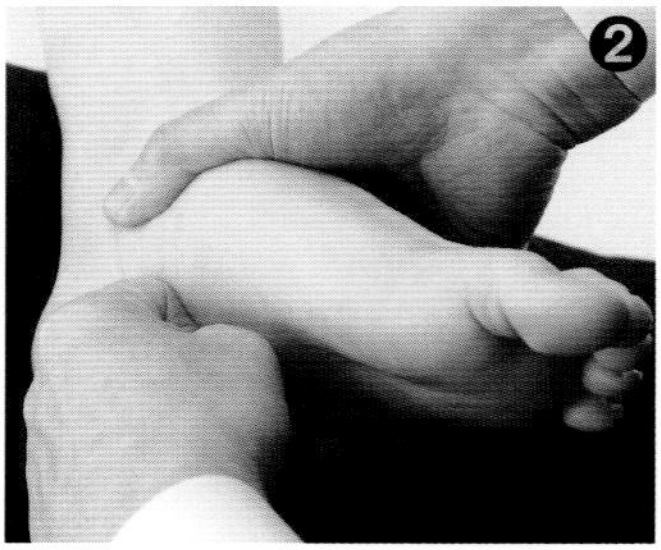

直腸から肛門までもむ

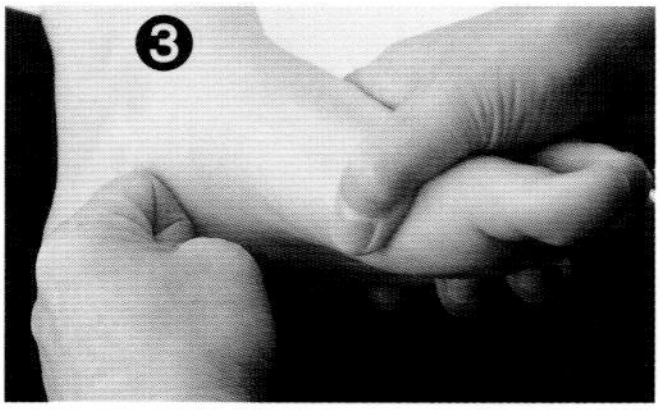

腰をもむ

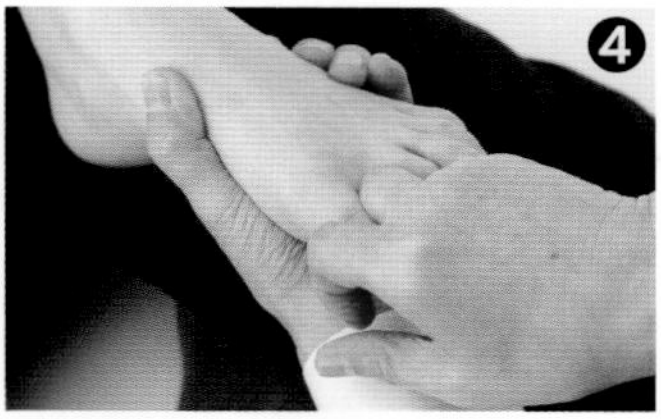


脛椎と喉。2 本の指で挟んで引き上げたり押し込んだりする

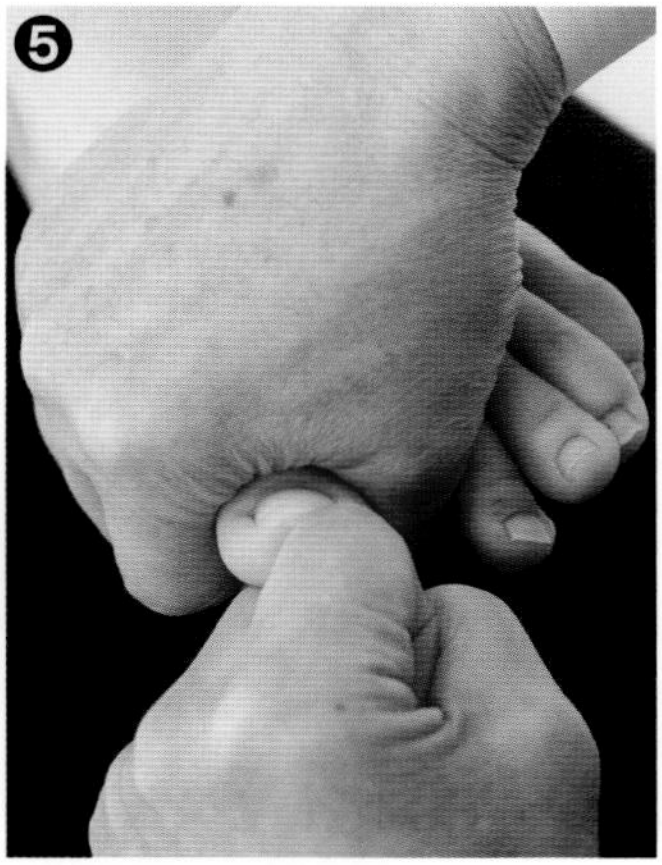


前頭洞と脳下垂体をもむ

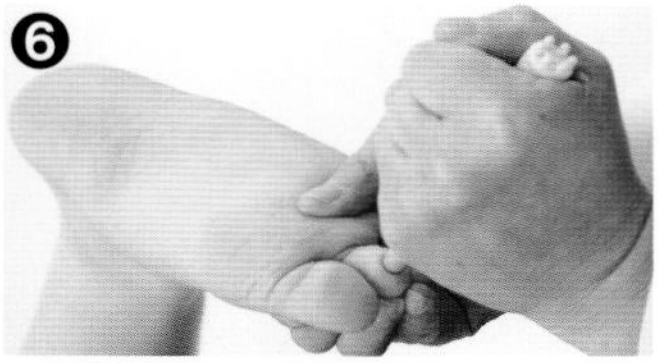


各指の真ん中も親指と同様に大事

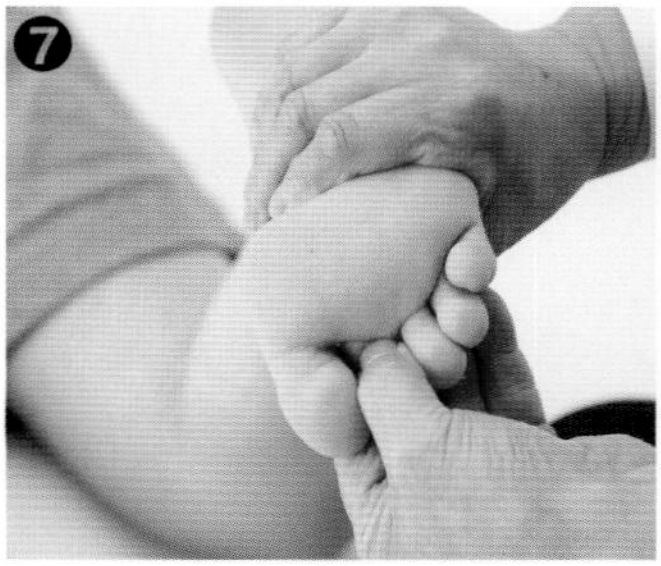


後ろから 4 本の指で支えて親指で各指を上からもむ

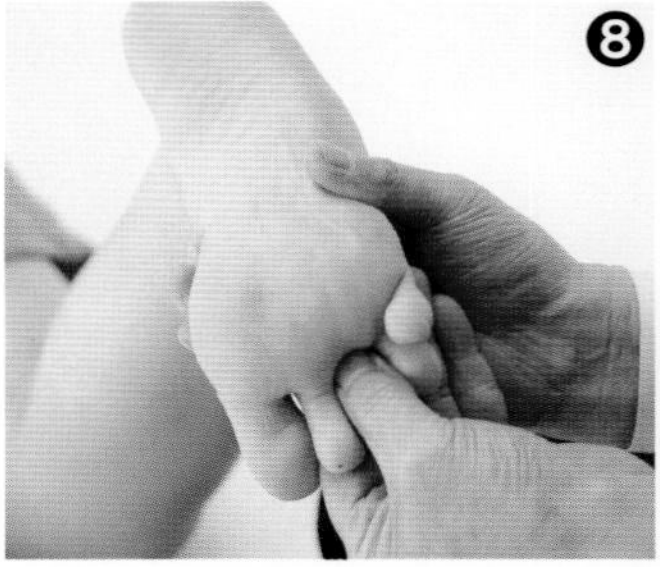


目、耳、首、脳などのトラブルを抱える人は、各指の付け根をしっかりもむ

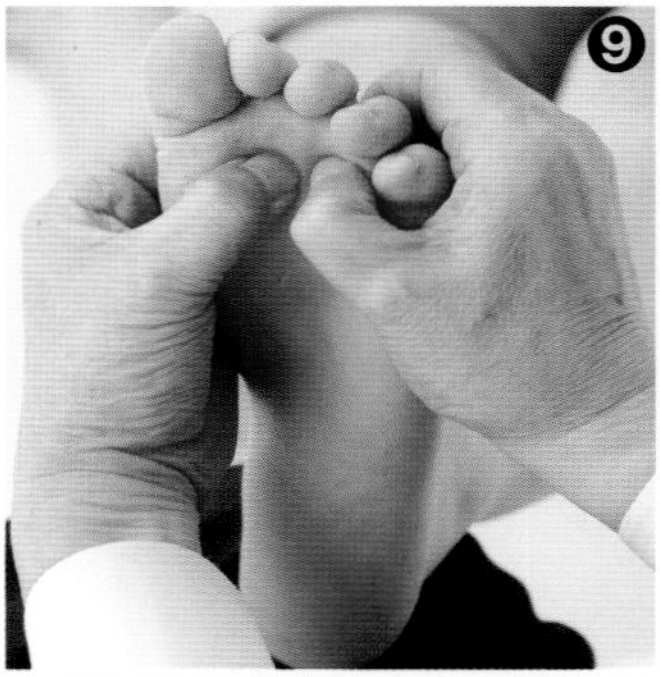


肩と僧帽筋は、親指とほかの指で強く挟んで上下にしごく

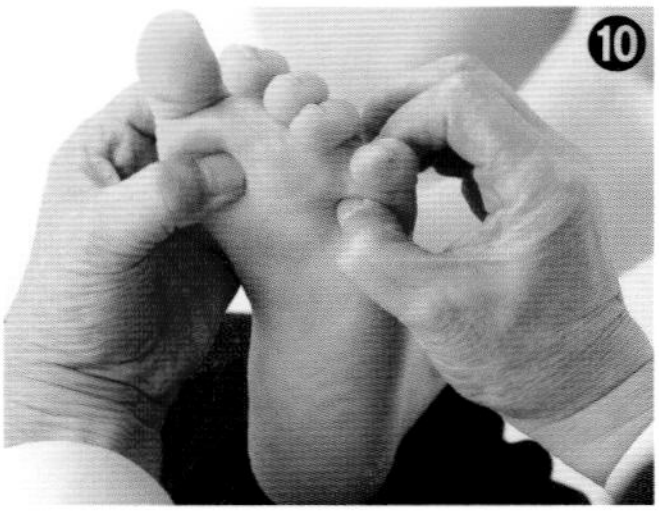


肩とMP関節は、指と指のあいだを開けるように強く押す

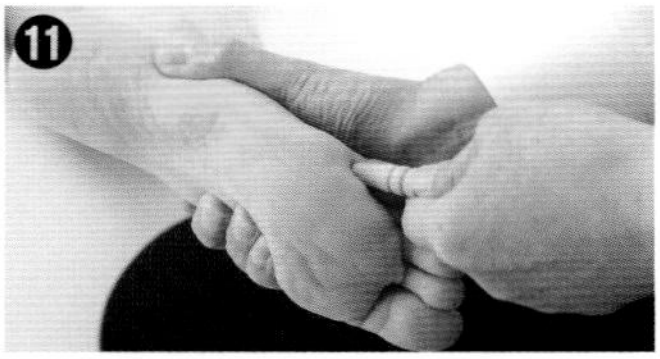


肩こりは僧帽筋の起点となる小指の付け根が大事

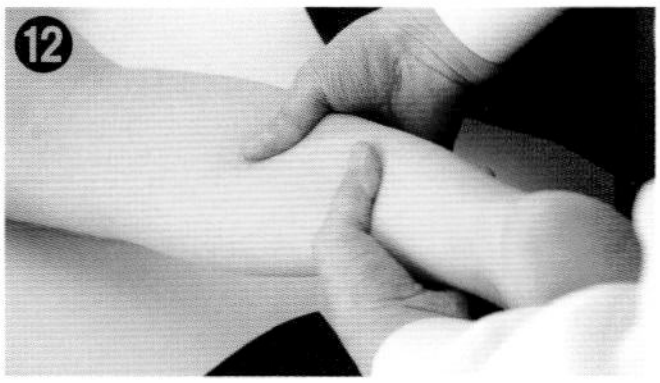


ふくらはぎは、両手で挟むように締め付けながら上へ上へともみほぐす

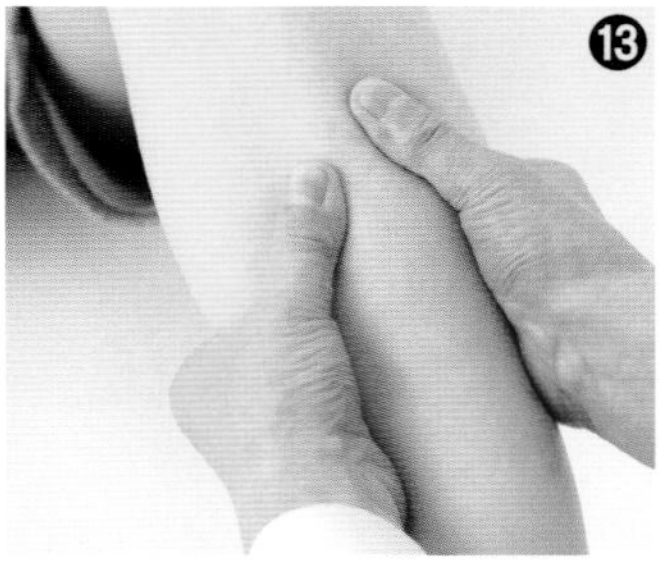


脛骨の際も両方の親指でしごき上げる

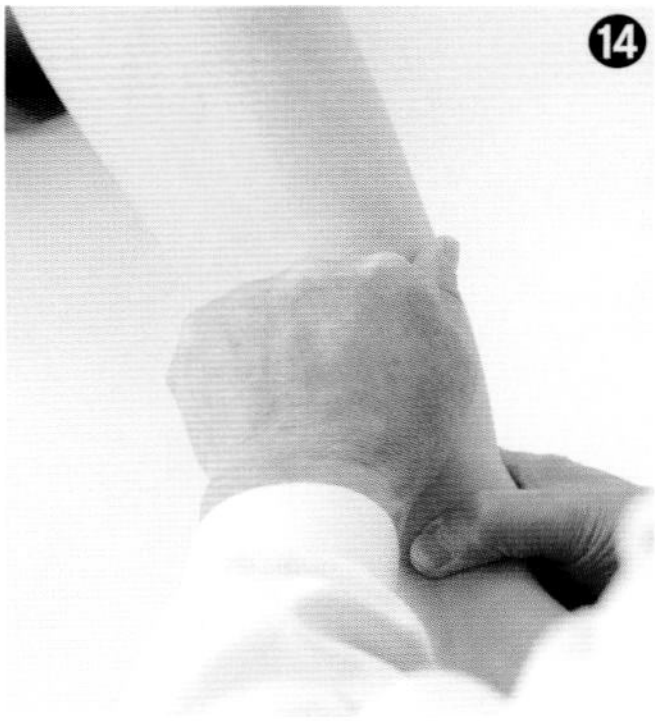


片方の手でしっかり支えておいて、もう一方の第2関節でしごき上げる

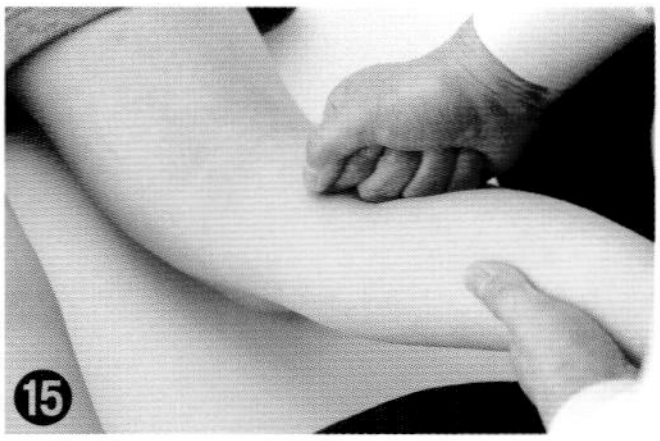


同様に膝裏から太ももまでしごく

# 第4章

# 緊急時にはココをもめ！

## 風邪・インフルエンザ

乾燥する季節に活躍するのが風邪のウイルスです。いわゆる風邪は感冒と流行性感冒（インフルエンザ）とに分けられ、そのウイルスが強烈で症状もひどく感染率も高いものをインフルエンザと言っています。

普通の風邪は症状も軽く、放っておいても治ると思って軽視しがちですが、さにあらず。ウイルスによる感染症（一部ウイルス以外の病原菌によるものもある）で、身体が弱っているときに感染し発病するわけですから、早く根治させないと万病の元となります。

風邪は主に咳やくしゃみによるウイルスの飛沫《しぶき》によって感染しますが、最初は扁桃腺や鼻にウイルスが取り付いて、扁桃腺炎や咽頭炎になります。喉がいがらっぽかったり、痰のつかえたような感じで、いわゆるエヘン虫に取り付かれたような状態になったり、鼻が詰まったり鼻汁が出たりします。それが気管支までやってくると本格的な風邪の症状となって、咳、くしゃみ、鼻みず、鼻詰まり、頭痛、発熱とだんだんひどくなってきます。その後は食道から胃、腸と降りてきて、下痢をして終わりとなります。怖いのは、肺に降りてきて起きる肺炎です。感染力の強いインフルエンザウイルスの場合、とくに肺炎に注意です。急に高熱が出たり、ひどい咳が出てきたら危険です。インフルエンザにかかると、長引いた場合、合併症に注意しなければなりません。たとえば、中耳炎、副鼻腔炎、肺炎、心筋炎、脳炎などです。

いずれにしても早い処置が大事ですが、私の場合は「かかったかな?」と思ったらすぐ薬、ではないのです。医者でもありません。すぐに次の食事を摂ることをやめて早めに家に帰ります。途中、スーパーか果物屋さんに寄って生姜と人参とりんごを買って帰ります。

まず生姜を擂って蜂蜜を混ぜた生姜湯を飲みます。悪寒がひどくないときは、熱めの風呂に入って、足をよくもんで温まります。それからひたすら厚い布団にくるまって、じっと寝ています。夜中に悪寒がして、じわっと汗をかきます。下着を朝までに3回くらい替えます。夜中に必ずお腹が空いてきますから、そのとき、りんごと人参を擂って、これに蜂蜜をかけて食べます。そうするとあら不思議、朝方はスッキリして会社に出勤です。かれこれ何十年も風邪で会社を休んだことがありません。「具合が悪いときこそ栄養を」などと言って食べる人がいますが、これは風邪などの症状をこじらせ長引かせる元凶です。ご注意ください。

まずは扁桃腺と気管、気管支の反射区をよくもんでおきましょう。鼻風邪の場合は鼻の反射区をもみます。また熱があるときは、ふくらはぎ及び関節の周りをよくもんでおきます。

つまり、風邪の初期に早めの手当てをするのです。くるぶしの関節の周りをよくもんでおくのは、熱が出るとリンパの集まりやすいところが痛くなるからです。次に肺の反射区と肩の反射区をもみます。咳が出ると横隔膜、肋骨、肩甲骨が痛くなりますからそこも忘れずに。最後に土踏まず全体を。これは腸を壊さないように予防のためです。普段から風邪を予防するには、足の甲部をよくもんでおきましょう。足の甲部には身体中のリンパの反射区があるからです。

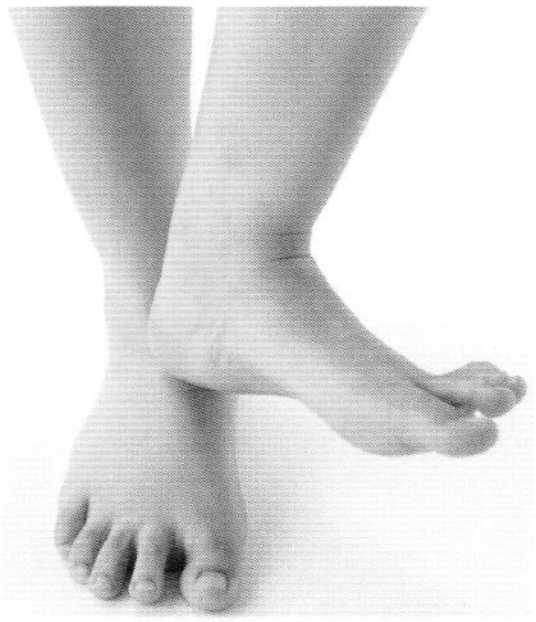

かかとでもう片方の足の甲をねじるように踏みつけていけばいいのです。

## 呼吸困難

副腎は大変ありがたい臓器で、ステロイドという万能の消炎・鎮痛機能を持つ副腎皮質ホルモンと、心臓の拍動を促す副腎随質ホルモンが、その反射区を強く押すとただちに分泌されま

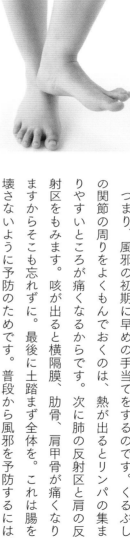

す。また、「押せば命の泉湧く」と言われる涌泉のツボでもあります。

たとえば坂道を登って息切れして苦しいとき、この反射区を強く押してまた押してと続けているうちに随分、楽になってきます。私はこう言っています。「この反射区は、死にそうな人が生き返る場所です。家で倒れた家族が出たら救急車を呼んでおいて、ここを押してあげてください。そして、痙攣しているときはふくらはぎをもんでください。救急車が来るまでに良くなると思いますよ」と。これで何人も助かっています。

## しゃっくり

これは横隔膜の痙攣ですから、すぐに横隔膜の反射区を強くゴシゴシ削るようにもみます。それでも治まらないときは、足裏の腹腔神経叢を強くもみます。

## 食中毒

嘔吐や猛烈な頭痛をともなぃ痛みがある場合は悪化する可能性がありますから、医者の診断と手当てが必要です。症状が治まっている場合はできるだけ絶食をして、胃、すぃ臓、十二指腸、小腸、大腸の反射区をもんで、最後に土踏まずを捻るようにもみ上げます。良くなってから食事はいただきます。念のため、消炎・鎮痛作用のある副腎ももんでおきましょう。

## 蕁麻疹

酒を飲んで出た場合は、肝臓の解毒する能力が弱いのが原因です。つまり、アルコールをアセトアルデヒドから酢酸に分解していく力が弱ぃのです。普段から肝臓を中心に脾臓、副腎の反射区をもんでおきましょう。官足法の実践者には飲めなかった酒が強くなってきたという人が結構います。

また、食べたものに菌が入っていたり、食べ合わせが悪くて食あたりになったり、海外旅行で合わない生水を飲んで水あたりなどを起こした場合も、蕁麻疹が出たり吐き気がしたりします。これは胃腸障害ですから、消化器系統の反射区、つまり土踏まずをもみます。

## 喘息

喘息はアトピー性皮膚炎と表裏の関係にある自己免疫疾患のひとつで、アレルギー性疾患です。患者がアレルゲン、つまりアレルギーのもとになる物質に触れたり、微粉を吸ったり、食べたりすると過剰な抗体反応を起こして身体に異常な症状を起こします。

これが皮膚に現れるとかゆみを伴った発疹が出ます。アトピー性皮膚炎です。身体のなかに出てくると喘息となります。アトピー性皮膚炎も喘息も排泄力が弱い結果ですので、まず腎臓、輸尿管、膀胱、尿道の反射区をしっかりもみます。喘息は呼吸器疾患ですから鼻、気管支、肺の反射区を強くもんでいきます。症状が出ているときは消炎・鎮痛作用のある副腎とそれをコントロールする脳下垂体ももみます。

## 帯状疱疹

ウイルスの病気で免疫力が弱っているときに起こります。身体の左右どちらかの神経の分布に沿ってチクチク刺すように痛み出して、その部分が赤くなったり水泡が出来たりします。

副腎と脳下垂体の反射区を強くもんだあと、発症している部位、たとえば右肩から背中にかけて痛みがあるなら、その部位の反射区を中心にもんでいきます。

## 寝違え

変な姿勢で寝て肩関節や頸椎を圧迫することで起こります。肩が痛くて腕を動かせない場合は、腋下神経が圧迫されているので肩関節の反射区と僧帽筋をもみ、腋の下に手を入れて直接もみます。首が痛くて回らない場合は肩関節のほかに僧帽筋、頸椎の反射区をもみます。

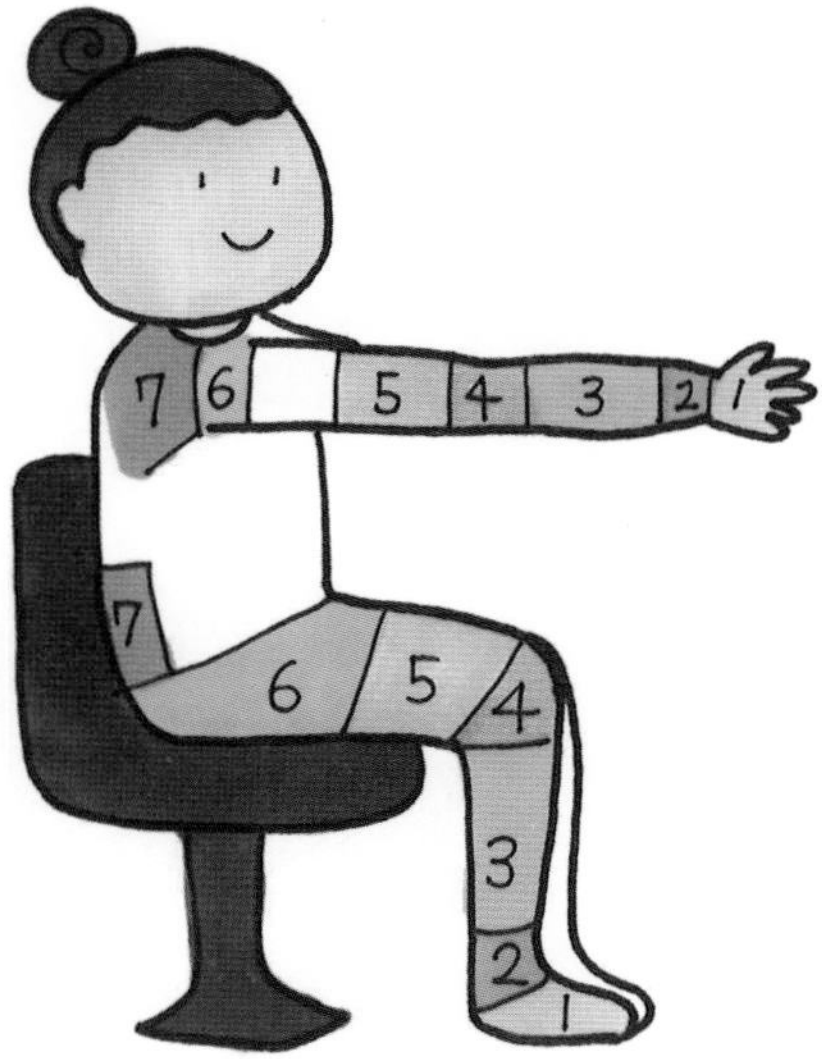


## 捻挫・骨折

イラストを見てください。右手は右足に、左手は左足に対応していると考えます。たとえば右足首を捻挫した場合、すぐに同じ右の手首をもみます。１分半ほどもんでいるうちに痛いところ（圧痛点）が右手首にも出てくるので、そこをもみほぐします。早ければ早いほど有効です。「肘は膝、膝は肘」と覚えてください。私は右手は右前足、左手は左前足と言っています。左肘を骨折したらすぐ左膝をもみます。圧痛点が怪我をしていない膝にすぐやってきます。大体、３分の１くらいの早さで良くなります。私もひどい捻挫をしたことがありますが、２週間ほどで痛みがまったくなくなりました。

## 暴飲暴食

すい臓とアルコールの分解をしてくれる肝臓、血液の再生をしてくれる脾臓などの反射区を強くもみます。二日酔いで気持ちが悪い場合はそれにプラス十二指腸の反射区を強くもみます。

## ムチ打ち

交通事故などで頚椎を捻挫している場合には、その反射区を人差し指と中指で挟み、力を入れて捻るように引っ張り上げ、また押し下げる。これを繰り返します。直接頚椎を触るのではなく反射区をもむのですから、思い切って強めにやりましょう。

# メニエール病

ぐるぐると回るようなめまいと耳鳴り、難聴などの症状を起こします。これは内耳に水がたまり、三半規管、つまり平衡感覚に障害が起きるからです。耳と平衡器官の反射区をもみます。耳の反射区は裏だけでなく表も付け根までよくもみます。また、目の反射区ももんでおきます。

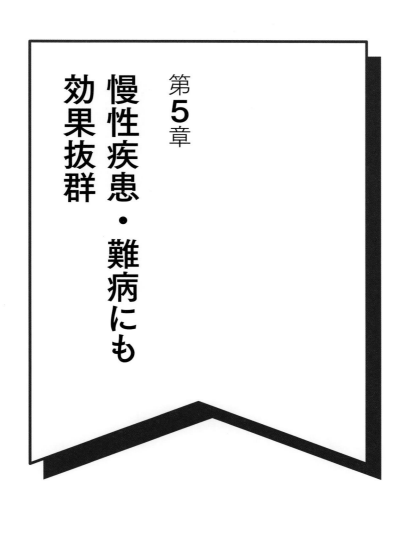

# 第5章

# 慢性疾患・難病にも効果抜群

## 足腰の衰え

「老化は足から」という言葉があります。人が老化を意識するのは膝痛、腰痛などで歩くことに苦痛を感じるようになったときからで、早い人は40歳くらいから痛みを訴えるようになります。官足法が最も得意とするのは、肩こりを含めた腰痛や膝痛などの関節の痛みです。

これらの痛みを和らげるには、ふくらはぎや膝裏、太ももなどの神経の通り道をよくほぐしてから、肩関節、肩甲骨、僧帽筋、頚椎など首の痛みに対応する反射区を強くもみます。

膝痛の人は膝の反射区を強く押すと、痛みが軽減したり楽になったりするはずです。

## 胃腸病

人間で最後まで残る欲望は食欲です。とくに女性はこれが旺盛な人が多く、食の細い私などはパーティーで乾杯が終わったあと、お皿を持ってテーブルに群がる女性群を見て、思わず尻込みしてしまいます。「だから長生きできるんだ！」などと密かに納得しています。

官足法の観点から見て、摂取量が多くて代謝量が少なければ、当然、代謝残留物が身体に残って中性脂肪がたまり、コレステロールが増え、宿便となって大腸に残留したりして、身体に悪影響を及ぼします。昔から「腹八分目に医者いらず」と言いますが、まさにその通りで、少食で過食のないように気をつけていれば、胃腸障害に悩まされたり、便秘で苦しんだりすることはないと言えます。

食べ過ぎた翌日、胃腸の辺りがムカツクなと思ったら、次のことをちょっと試してみてください。靴のなかに小さい石ころを1～2個、土踏まずのところに入れて少し歩きます。痛くてなかなか歩けませんが、我慢しているとあら不思議、いつの間にか胃腸のほうはすっきりします。

ところで、私はあの「きんさんぎんさん」の足裏の写真を拝見したことがありますが、実に見事に土踏まずが出来ていて、すっぽり空洞になっていました。これは消化器官が丈夫だということと、腹八分目で食べ過ぎていない証明で、長生きの決め手となります。あなたの足裏、土踏まずではなくて「土踏む踏む」になっていませんか？　この土踏まずの部分を腹腔神経叢も含めて徹底的にもみましょう。

## 魚の目・タコ

魚の目・タコは足裏にできる結石です。足に合わない靴に圧迫されて汚れが沈殿し硬くなったものです。汚れが石のように硬くなって芯ができたものが魚の目。これは周りからもんでいけば、だんだん小さくなります。最後に芯を削って抜けば終わりです。タコはもんでいるうちに薄くなって消えます。足に合った靴を履くようにして予防しましょう。

## うつ病

うつ病に限らず精神的な病は親指とその付け根が重要なポイントですが、同時に腹腔神経叢も大切な反射区です。足全体をもみほぐしましょう。ただし、ほかの内臓疾患に比べ、精神疾患は時間がかかります。これは服用している薬の性質上、なかなか汚れが体外に出ていかないからです。親指をもむ際、指の付け根まで丹念にもみほぐし、血液の流れがスムーズになるように心掛けましょう。時間がかかるということで途中で挫ける人も少なくありません。家族みんなで助け合って根気よく続けることが大切です。ガンと同様、官足法でうつ病が快癒された人もまた多いのです。

## 肩こり

肩こりはいろいろな原因で起こると考えられていますが、大きくは痛みの部位によって４つに分けることができます。いずれの場合でも肩の反射区はしっかりほぐすようにします。大抵、硬くなっていて窪みがありません。柔らかくなるまでもみましょう。

**①高血圧の人に多い肩こり**

脚部の血液循環が老化とともに悪くなって、行き場のない血液が上半身にどんどん送られてくるために起こります。肩甲骨の裏に老廃物がびっしりたまった状態の肩こりです。脚部全体をもみほぐして、まず血圧を下げる必要があります。そして肩甲骨、僧帽筋の反射区をもみます。

**②頸椎の歪みから起こる肩こり**

交通事故によるムチ打ち症の人、運動障害や頸椎捻挫などで首から肩の筋肉にかけて痛みのある人です。頸椎、首、喉の反射区をよくもみます。

### ③四十肩・五十肩

これは肩こりというより腕の付け根が痛くて、腕を上げたり後ろに回すことができない人です。原因は肩関節の軟骨の摩耗や硬化によるものと、腕や肩の使い過ぎによるものがあります。肩甲骨、僧帽筋、頸椎、首、喉の反射区をよくもみましょう。前に腕が上がらない場合は、腕の付け根の筋肉をほぐし、後ろに回らない場合は、外側の腕の筋肉の付け根をほぐします。さらに股関節を直接もんでおきます。これを相対応の原理と言います。大抵の場合、これで腕の上げ下ろしは楽になり、何回か行うと痛みが和らぎ、自然と治ります。

### ④若い人の肩こり

反射区をよく見てください。僧帽筋は小指、つまり耳の付け根から始まっています。実際耳タブの下から首筋、肩へと伸びているのが僧帽筋で、最近の若い人の肩こりは、首筋から肩にかけての僧帽筋が痛い肩こりなのです。小指の付け根の外側をよくもんで各指の付け根から下へともんでいきます。あとは肩関節、頸椎、肩甲骨をもめば速効です。

## 花粉症

花粉症は喘息やアトピー性皮膚炎などと同じアレルギー反応のひとつで、患っている人は3000万人と言われています。杉やブタ草をはじめとする草木の花粉が粘膜組織に付いて異常な抗体反応を示し、鼻水、涙、くしゃみなどが連続して起こるようになります。

花粉症は副甲状腺が弱っているための過敏反応と考えられます。腎臓、輸尿管、膀胱、眼、鼻、そして、脳下垂体のある親指全体をもみます。また、消炎機能を強めるために副腎、増血作用を高めるための脾臓、解毒作用を高めるための肝臓の反射区をもんでおきます。症状を抑えるためには、胸部リンパ腺、上半身リンパ腺、下半身リンパ腺をよくもんでおきましょう。

## ガン

ガンは脳卒中、心疾患とともに日本人の三大死因のひとつです。私がいままで見聞きした範囲では、ガンはますます身近な存在になって猛威を振るい、一向に減る様子はありません。

だれもが顔や手に10個や20個のホクロやシミがあります。これらのホクロやシミは、実は内部の器官や臓器にはその10倍あるのだそうです。つまり、20個のホクロやシミがあれば内部の器官や臓器には200個あるということです。しかし、これらのホクロやシミはあるだけではただの良性のポリープであって問題はありません。ところが、正常な細胞が老化や死滅によって弱っていくと、だれもが持っている異質の細胞が弱った細胞を次々に侵食していってその勢力を拡大します。そのどんどん増殖するポリープを悪性腫瘍、つまりガンと言うのです。

ならば、弱ったり老化したりしないために足をもんで、細胞に酸素と栄養を届けて、増殖細胞を大きくさせなければいいのです。ガンの人は100パーセント冷たくて氷のような足をしています。たとえガン宣告されても、温かい足になったら正常細胞で悪性ポリープを囲んで大きくさせなければいいのです。胃ガンの人やすい臓ガンの人が、手術後に足もみを始めて7年間転移もなく、元気で普通に仕事をしている例を知っています。もちろん足も温かくなっています。

以上のように、ガンの発症部位がどこであれ、その部位がDNA的に弱かったり、血液循環が悪くなって弱ったり死滅したりしているのですから、全体の足もみを徹底的にしたうえに、仮に胃ガンなら胃の反射区を中心に消化器官、上半身のリンパを強くもみ続けます。

血液循環の原理から言うと横隔膜から上、つまり上半身のガンのほうが悪化しやすく転移などが起こりやすいように思います。すべての病気がそうであるように、処置が早いほど悪性ポリープを封じ込めやすいのです。言うまでもなく、つねに100パーセントの血液を身体全体に巡らせておけば最高のガン予防になるのです。

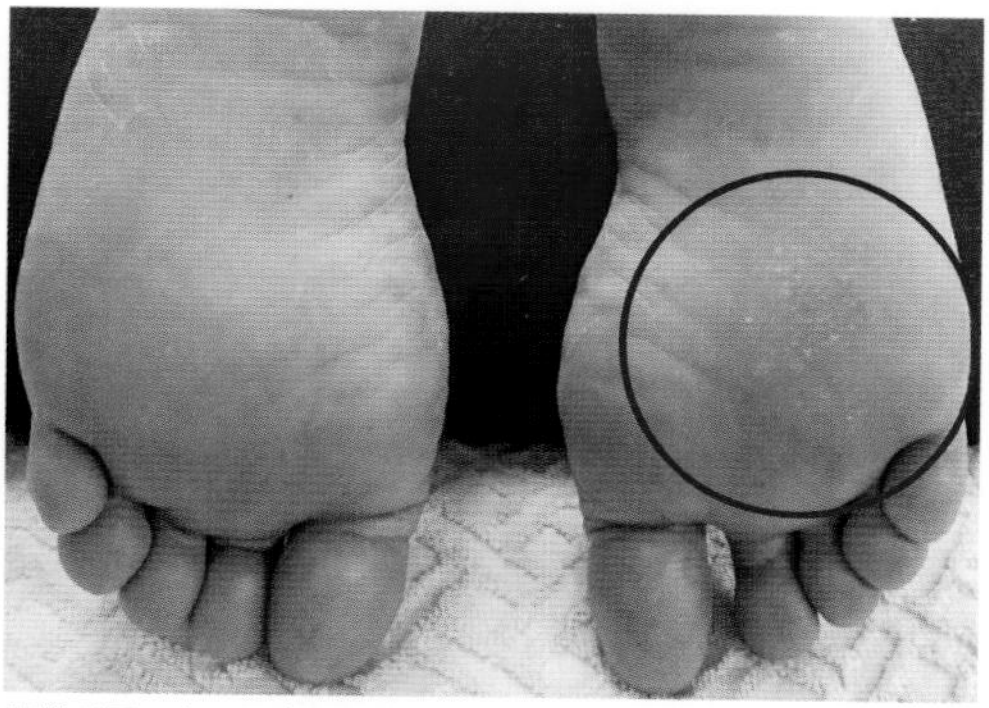

肝臓が悪い人の足裏。皮膚がカチカチになっている。肝臓の反射区は右足にしかないので、左足はきれい

## 肝臓病

もの言わぬ臓器と呼ばれる肝臓は丈夫な臓器で、手術で75%ぐらい切り取っても復元してくると言われています。

しかし、神経の配置が偏っていて少ないため、肝機能に障害が起きると相当悪化するまで自覚症状がないことが多く、手遅れになったりします。

肝臓は解毒、分解、造血など500種類くらいの働きをすると言われています。よく知られているのは、胆嚢に貯めた胆汁による動物性脂肪の分解やアルコールの分解です。酒の飲み過ぎや動物性脂肪の摂り過ぎによる脂肪の蓄積などで、この機能に障害が起こると、肝硬変になって、それがガンの原因になります。

賢明なる本書の読者の皆さんは「お酒大好き！」とか「アルコールなら毎晩でも」などということはないと思いますが、神のイタズラか悪魔の戯れかわかりませんが、凡人には「わかっちゃいるけどやめられない」のがお酒。十分気をつけて戒めたいものです。

自分の肝臓が弱っているかどうか見分けるには、肌が白く艶々していて唇に赤みがあれば大丈夫。反対に弱っている人は、赤ら顔で艶がなく白目が青っぽくなり、足裏やくるぶしの周りに赤い発心が出て、痒く、皮膚がただれ、時には出血します。

肝臓の病気はまず肝機能を丈夫にしなければなりませんから、右足裏にある肝臓と胆嚢の反射区を強くもみ続けることです。これらの反射区は深くて小さいので、グリグリ棒などで強く押してそのまま力を抜かないで棒を起こすようにもみましょう。棒の先を削って細くしてもむと奥まで深く入ります。回復までに時間はかかりますが、自信、忍耐、根気を持って続ければ必ず良い結果が得られます。

## 眼病

官先生は台湾で「近視の治し方」に関する論文を書かれて評判になったそうです。私もセミナーで2、3時間、足の健康法の指導をしているうちに、「視界が明るくなって黒板の文字がよく見えるようになった」と喜ばれることが度々あります。

近視・遠視は病気とは言えませんが、眼鏡が必要な生活は不便でしょう。眼球の前方に水晶体というカメラのレンズにあたる部分があります。毛様体という筋肉が収縮や弛緩を繰り返してピント合わせをして、眼球の奥にある網膜というスクリーンに映像を映して、無数の視神経を通して脳でその映像をキャッチして、はじめて物が見えるという状態になります。

毛様体の筋肉が緊張した場合、網膜の手前でピントが合ってボケた映像となるのが近視です。その逆に、網膜の後ろでピントがあった状態になるのが遠視です。乱視は、主に角膜の異常によって歪んだ映像となるものです。

そのほかには、眼精疲労に始まって白内障、緑内障、網膜剥離、角膜炎、トラコーマなどがあります。また、現代では、涙腺の異常を訴える人が多く、ドライ・アイ、その逆につねに涙が出るといった症状を訴える人も多くなりました。

根本的な原因は、血液循環の阻害によって、酸素と栄養が目に関係する諸器官にまで行き渡らなくなって、その器官の細胞が弱ったり、死滅することです。

腎臓、輸尿管、膀胱から足裏全体、足の甲部、内側、外側、ふくらはぎ、膝、太ももまで満遍なくもんでいきます。とくに腎臓、輸尿管、膀胱の反射区は丁寧にもみましょう。

そして、眼の反射区である第2趾と第3趾を表も裏も丁寧にもんでいきます。とくに指の付け根辺りは視神経の反射区が束になっているところですから、しっかりもみましょう。また、指と指のあいだもよくもんでください。なでるようなマッサージではなく、強く、圧痛を感じるようにもんでいくのです。若い人の近視はこれだけで良くなる人が多いのです。

次にホルモンの総司令部である脳下垂体の反射区と副腎、副甲状腺の反射区をもんでおきます。アレルギーの人や白内障、緑内障、網膜剥離など、また、老化現象としての眼病の人や感染症の角膜炎やトラコーマなどにもこの反射区は重要です。そして、眼精疲労で肩が痛い人は肩の反射区、頭痛のある人は親指という具合にもんでいきます。

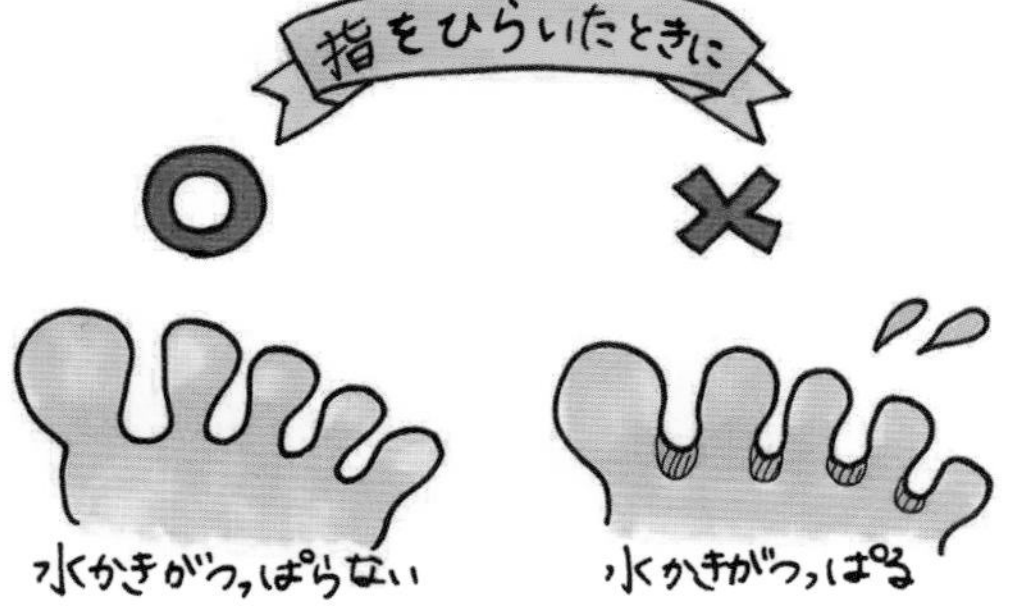


やっかいなのは糖尿病の合併症で起こる白内障です。これは糖尿病を治すことが先決となります。インシュリン不足が解決されない限り、白内障は良くなりません。

視力、聴力回復には、第2趾〜4趾にある目や耳の反射区を爪の際から指の付け根まで、また指と指のあいだ、甲部までもんでいきます。このとき、イラストのように指と指のあいだの水掻きにあたる部分のくびれが少ない人は、すでに目や耳が悪くなっているか、もしくは将来悪くなる可能性がありますから指の付け根をじっくりもんでおきましょう。

## 記憶力・視力・聴力の衰え

「もの忘れが多くなった」「目がぼやけるようになった」「テレビの音が大きい」といったようになると、老化の始まりです。

頭部、目、耳の末梢神経は足の指にあり、心臓からも遠い。つまり、血液循環が最初に滞る場所なのです。冷たくて硬い足になる最初の場所はこの指先なのです。もの覚えが悪くなり、老眼になり、耳が遠くなると、だれでも否応なしに老化を意識せざるを得なくなってしまうのです。

対策は簡単。足の指を徹底的にもみほぐし、温かくて柔らかい血行の良い指先になれば、視力、聴力、記憶力の回復に効果的です。ただし、つねに指先が温かくて柔らかい状態にするには、ふくらはぎ、膝、太ももなども柔らかくしておかなければなりません。

## ギラン・バレー症候群

私が足もみを指導したギラン・バレー症候群の人は、足の付け根のMP関節がくっついたような状態で指先を地面に付けて歩くことが困難でした。筋肉を動かす神経が侵される病気ですから筋肉、曲がった指の関節、MP関節、くるぶし回りの関節など、筋肉と関節をほぐすことを徹底しました。するとだんだん、歩くことが楽になり、8年経ったいまでは熊野古道を歩けるほど元気になりました。

## 結石

腎臓、輸尿管、膀胱の反射区をもんで排泄を良くして、その後、結石のある臓器にかかわる反射区をよくもめば大丈夫です。

## 高血圧

脚部と呼ばれる部位のなかでも、一番先端にある足の指先から徐々に上部に向かって、硬くて冷たくなります。次に足裏、甲部、くるぶし、ふくらはぎ、膝、太もも、股関節へとだんだん上部に向かって硬く冷たくなってくるのです。この状態がくるぶしまでくると下の血圧が高くなり、膝までくると上の血圧が高くなってきます。事実、多くの高血圧と言われる人たちは、膝の裏に硬いしこりがあり、そこをもみほぐすととても痛がります。

血圧を下げるには硬くて冷たくなった脚部全体をもんでもんでもみほぐすだけでいいのです。

１００％の血液が足先まで行き届いて血液循環の阻害がなければ、高血圧はないのです。

## 座骨神経痛

副腎、脊椎、頸椎、胸椎、腰椎、仙骨、尾骨、膝関節の反射区と座骨神経、脛骨の脇、腓骨の脇をよくもめば治ります。

## 痔

痔になるというのは肛門だけの問題ではないのです。噛み合わせ、胃液の出がいいかどうか、すい臓と十二指腸、小腸、大腸などなど消化器全体をもんで整えていかなければいけないのです。もちろん、肛門の反射区はとても痛いけれど強く強くもみます。

## シミ・シワ

人は老化とともに皮膚にハリをもたらす表面の筋肉が落ちてシワが目立ってきます。一番目立つのは顔でシミやシワが目立ってきます。これが女性にとって美容の大敵となるのです。

血液の循環や代謝が良ければシミのない血色の良い肌が保てますが、問題は顔中に無数にある顔筋という筋肉です。これが衰えると、シワとなって顔中に広がってきます。化粧でごまかすことはなかなかできません。

この難問に対処できるのが脳下垂体の反射区です。脳下垂体は体中のホルモンの総司令部で、脳下垂体ホルモンを分泌してホルモンバランスを司っています。筋肉の衰えを防ぐには親指のど真ん中にある脳下垂体の反射区を強く強く何度も押しておきます。

同時に脳下垂体ホルモンは内臓の下垂や手の甲のハリ、二の腕、お腹やお尻のタルミなどにも効果が現れます。

## シェーグレン症候群

官足法健康ルームにお見えになる方で主に女性ですが「私はドライアイです」と訴える例がよくあります。リウマチなど関節の持病のある人がかかりやすいようです。目が乾く、口が渇くなど内分泌系の粘液が不足して乾きを覚えるのです。このような自己免疫疾患は原因不明の難病が多く、西洋医学でも治療法が難しいのです。粘液が出ないということからは、ホルモンの総司令部である脳下垂体に強い刺激を与えながらドライアイの人は眼の反射区、とくに指の付け根の部分を、口が渇く人は上顎、下顎の反射区を丁寧にもんでください。

## 自律神経失調症

私が主宰している渋谷の「官足法健康ルーム」には、10人に3人の割合で自律神経失調症の人が来ます。大抵は中年の女性で、更年期障害に悩まされています。

医学的には自律神経失調症と更年期障害とは区別されるようですが、官足法による対処の方法はまったく同じです。

血液の循環を良くするために足裏から膝上10㎝までよくもむことが重要ですが、とくに強くもんでおきたいのが腎臓、輸尿管、膀胱の反射区です。カルシウムの吸収を良くする副甲状腺、消炎機能のある副腎、解毒作用のある肝臓、内分泌ホルモンの総司令部の脳下垂体、足の甲部にある各リンパの反射区ももんでください。

## 心臓病

血液循環が悪化してくると、瘀血と呼ばれるドロドロ血が身体中を回って、血管内をスムーズに移動できなくなります。それだけでなく、ドロドロの血液が大量に心臓に戻ってきますから心筋に大変な負担をかけて、心不全、心筋梗塞、心臓肥大などといった恐ろしい病気になっていきます。

くるぶしの周り、ふくらはぎ、膝、太ももと硬いところのないように念入りにもみほぐしていきます。

次に、心臓の反射区と心臓の拍動を促しているホルモンを出す副腎の反射区と、それを調整しているホルモンの総司令部である脳下垂体の反射区を深く強く押していきます。とくに効果が上がるのは副腎の反射区です。

岡山に住む私の伯母は、7年ぐらい動悸と不整脈が続いてニトログリセリンを医者からもらって持ち歩いていたほどでした。その伯母に私は、「洗濯機の回っているあいだでいいから、この板の角で両足の副腎の反射区を踏み続けるように」と、ウォークマットⅡを送ったところ、半年ほどで心臓のしの字も言わなくなって元気で生き続けました。

## 背骨が原因の諸症状

イラストを見てください。二足歩行をするわれわれ人間は、いわゆるバックボーンと呼ばれる背中を支える骨によって生活しています。頸椎から少し

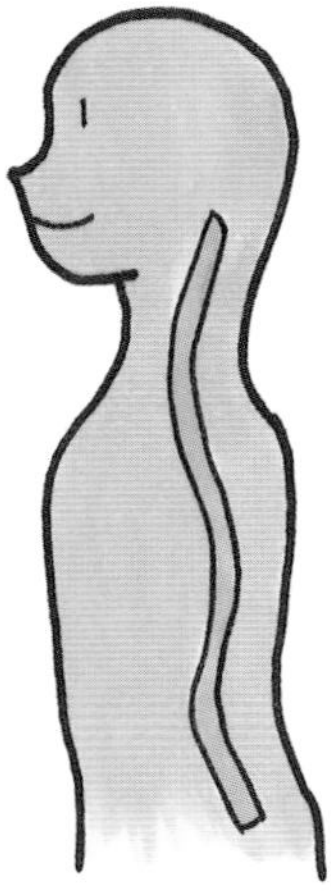

カーブして背中（胸椎）の部分、腰（腰椎）の部分がそれぞれ少しカーブしています。

この整然と並んでいる骨がズレたり歪んだり、あいだが狭くなったりしてさまざまな病気を引き起こします。首の骨のカーブが真っ直ぐな状態のいわゆるストレートネックだったり、骨と骨とのあいだの軟骨がズレてヘルニアを起こしたり、脊柱管の狭窄を起こしたりしてバックボーンに保護されている前側にある臓器や器官に悪影響を及ぼすことになります。その歪みを取って身体の不調を治すことを主な目的にしているのが、カイロプラクティックや整体などです。

官足法には各骨の部分や、関節に該当する反射区があります。その反射区をグリグリ棒などで強く押して、その部分が柔らかく温かくなったら、肩、肘、膝などの痛い部分の症状が緩和されているはずです。反射区を押すことでその痛みが脳に伝わり、今度は脳から痛みのある部分に血流や神経伝達を滞りないようにするように促してくれるのです。

また、座骨神経痛の人はくるぶしの周りをよくもんでからふくらはぎ、膝裏、太ももまで神経の通り道を緩めるといいです。驚くほどの即効性があります。

## 全身性エリテマトーデス

この病気も難病で簡単に言えばリウマチの最も進行した状態と考えていいでしょう。

こういう例があります。手も足もどこもつくところがなくなって、肘と膝で部屋のなかを這うようにして暮らしていた人が、お風呂のなかで毎晩痛みで泣きながら、曲がった手と足を指先から上へ上へともんでいった結果、完治したのです。もちろん、基本ゾーンの腎臓、輸尿管、膀胱、尿道はしっかりもんだうえで曲がった手足をもんだのです。おにぎりも持てなかった人が今度は人の足をもんであげる先生になりました。

## 頭痛・めまい

多くの人が頭痛とめまいに悩まされています。頭痛が起こる原因はさまざまですが、ムチ打ち、転倒などで首から頭部にかけての筋肉の痛みから来るもの、耳や目、鼻の異常から来るもの、あるいは高血圧によって起こる頭痛もあります。この高血圧による頭痛は下半身の血液循環が滞り、上半身を血液が余分に巡っているために頭部に瘀血が突き上げている危険な状態です。脳溢血、脳梗塞などの心配もあります。

めまいはこれらの原因によるものもありますが、悪性貧血やメニエール病など重大な病気によるめまいもありますから、長引く場合は病院で検査を受けるようにしましょう。

頭痛は親指を中心にして各指の前頭洞、脳幹、小脳、大脳、脳下垂体、鼻、顎、三叉神経、首といった反射区が詰まっていますから、とても重要な意味を持っています。

三叉神経の反射区は偏頭痛に効果的です。また、めまいに有効なのは三半規管の反射区ですので、そこをよくもんでおきましょう。そのほかにも脾臓、腎臓、肝臓、胆嚢、消化器をもんでください。余談ですが、脳血栓、脳溢血の後遺症や事故で身体のしびれや不随に悩む場合も官足法は画期的なリハビリ効果をあげています。

耳の脇、つまりこめかみの辺りが痛い偏頭痛のときは、親指の爪の両端生え際を丁寧にグリグリ棒で押し下げるようにもめば効果てきめんです。

目や鼻の奥が痛い、頭の中心部が痛い頭痛は前頭洞から下へ下へともめばいいのです。ただし頭痛が突然やってきたときは、くも膜下出血などの恐れもありますから要注意です。

## 糖尿病

すい臓は内分泌細胞を持つランゲルハンス島と呼ばれる組織からインシュリン、グルカゴンというホルモンを分泌しています。このふたつのホルモンが、バランスをとって体内の血糖値を調節しています。この血中のブドウ糖の濃度がある一定のレベルより大きくなると、インシュリンの分泌が増えて血糖値を下げます。逆にレベルダウンすると、グルカゴンの分泌が増えて血糖値を上昇させます。この状態がバランスを失ってインシュリンの分泌が不足してくると、血糖値が上がったままになって糖尿病になります。

糖尿病は過食と美食という食習慣によって重要な消化器官であるすい臓の働きが弱ることで起きる病気ですから、官足法では胃、十二指腸、すい臓の反射区をもみほぐします。手で触ってみて、すい臓の反射区の辺りが硬くて、奥に小さな米粒のようなしこりがあって強烈に痛むようだったら、その予備軍か糖尿病に間違いないでしょう。

糖尿病が怖いのはそれ自体ではなく、合併症と呼ばれる一連の症状です。合併症の予防のためには、先ほどの反射区以外に、目や腎臓、冷たい手足の指先まで身体全体がぽかぽかして温かい状態になるまでよくもんでください。

糖尿病予備軍と言われた段階で足もみを始めれば、比較的簡単に血糖値は下がります。しかし、目（緑内障）、腎臓機能低下（むくみ）、血液循環障害（足先や手先が赤紫色になる）などの症状が起きたら、足もみが症状の進行に追いつかなくなりますから回復が難しくなるのです。一日も早く足もみを始めましょう。糖尿病予備軍と言われたNさんは、渋谷の官足法健康ルームに来られたときに199あった血糖値を3カ月ですっかり正常値に戻され、いまでは完全な健康体になって、次々に多くの人に官足法を紹介してくださっています。

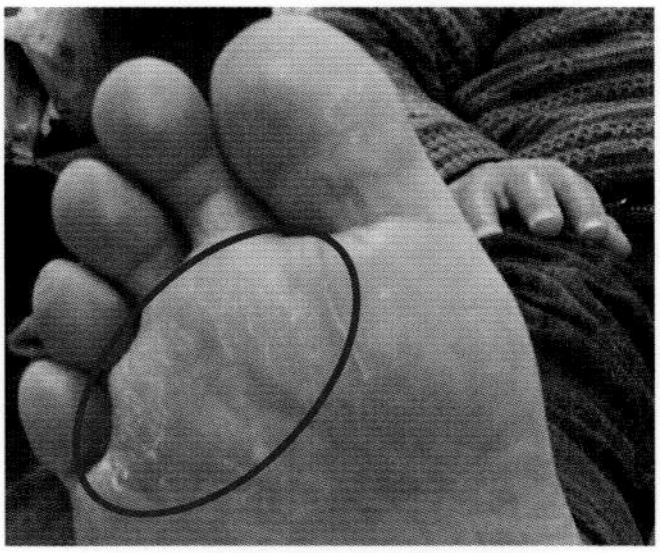
肺疾患の人の足裏。角質が出来て盛り上がっている

## 肺疾患

なぜ年をとると肺炎による死亡が多くなるのでしょうか。それは、加齢とともに食道や気管、気管支が狭くなり、誤嚥や誤飲が起こりやすくなるためです。本来、食べたものは食道

を通って胃に入りますが、それが肺に入ってしまうのです。口腔内や食べ物・飲み物のなかにある細菌が肺で繁殖すると、熱や咳を伴って肺炎の症状が現れます。

それだけでなく年をとってから風邪をこじらせると、ウイルスで肺炎になったりします。いずれにせよ、食べ物は食道から胃へ、空気は気管から肺へが正常な流れです。日ごろから飲食をするときにむせたり咳き込んだりする人は、気管と食道の流れを確保することが最も大切なので、この部分の血液循環を良くしておくこと。上半身のリンパ、くるぶし周りまでをもんでおくことが大切になってきます。

## 冷え性

靴下を何枚も重ね履きする健康法があります。この重ね履きは、外気が冷えているときに、外からの冷え込みに対してはより冷えてしまうことを防ぐ効果はありますが、身体の内部の冷えを解消することはできません。

なぜならば、人の身体の体温は全身をくまなく巡っている血液とリンパ液とによって一定の温度に保たれているからです。正常な血液循環の状態であれば、36度で維持されています。手足が冷たく自分が冷え性だと感じている人は、この基礎体温が36度より低い人です。そんな人がさまざまな病気になるのです。

では、どうすれば冷え性から解放されるのでしょうか。答えは簡単です。悪くなった血液やリンパ液の循環を足もみで回復させていくのです。冷たい足は、尿酸や乳酸などの代謝残留物によって硬く冷たくなっています。その硬く冷たくなった足をもみほぐして柔らかくて温かい足にすればいいのです。冷たくて硬い足が万病の原因になるのです。

脳卒中で半身不随の赤ちゃんを見たことがありますか？　糖尿病で目が不自由な赤ちゃんはいますか？　赤ちゃんは100%の血液とリンパ液が、100%身体の隅々まで足先まで届いているから病気と無縁なのです。足の先までポカポカと温かければ、冷え性も解消するばかりか病気知らずの身体になります。

因みに糖尿病が進行すると、末梢である足指から壊死してきて、両足切断という話を聞いたことはありませんか？　とにかく二足歩行をしている人間は、足の先から循環が悪くなっていきます。私の経験から言うと、ガンの人はほとんどが氷のように冷たい足をしています。

## 肥満

肥満は高血圧、糖尿病、高脂血症、動脈硬化などのあらゆる慢性病になる危険性をはらんでいます。そのうえ、心臓への負担が大きくなりますので、心臓血管系の老化を早めてしまい、不整脈や心筋梗塞などを引き起こしたりします。

肥満の第一の原因は「食べ過ぎ」と「運動不足」です。中年にさしかかる40代ともなると、身体の筋肉量や基礎代謝量が減少しますから、それを上げるためには運動をしたり少食粗食にすることが重要になってきます。一番いけないのが「大食美食」だと思います。

満腹信号といわれる「レプチン」というホルモンの働きが肥満の原因を作ります。私たちが食事をすると、このホルモンが徐々に出てきて血液のなかに入ります。血中濃度が高くなり、脳に「もうお腹一杯です」という信号を送って、食べたものを消費エネルギーに変えるという燃焼系システムが働いているのですが、年齢とともに基礎代謝量が落ちて脂肪が蓄積すると、このシステムが働かなくなって満腹感がなくなり、もっと食べたい、もっと食べる……と悪循環を繰り返すようになっていきます。

また、病的肥満は甲状腺機能低下によるものです。細胞代謝にかかわる甲状腺ホルモンの分泌異常によって橋本病などの病気になることがあります。これがいわゆる水を飲んでも太ると言われる病的肥満です。実は私はやせているのですが、これは反対に甲状腺機能の亢進によるもので、いくら食べても太れないのです。バセドウ氏病という病気も甲状腺機能亢進症です。

まずは老廃物の排泄を高めるために腎臓、輸尿管、膀胱の反射区をもみます。その後、足裏にある消化器の反射区をもんでいきます。とくに便秘の人は大腸の反射区をよくもんでおきます。そこから脚部すべてを硬いところのないようにもみほぐしていきます。代謝できなくなった残留物は、皮下や筋肉に入り込んで沈殿します。それを柔らかくなるまでもみほぐしていくのです。

病的な肥満の人は時間をかけてもんだうえで、ホルモンを調整する脳下垂体の反射区を強く刺激し、甲状腺の反射区を丁寧にもんでいきます。この脳下垂体は深いところにあるので、ゆっくり強く深くグリグリ棒などを差し込んで、少し移動します。それからゆっくり力を抜いてまた少し移動して差し込んでいきます。

## 頻尿

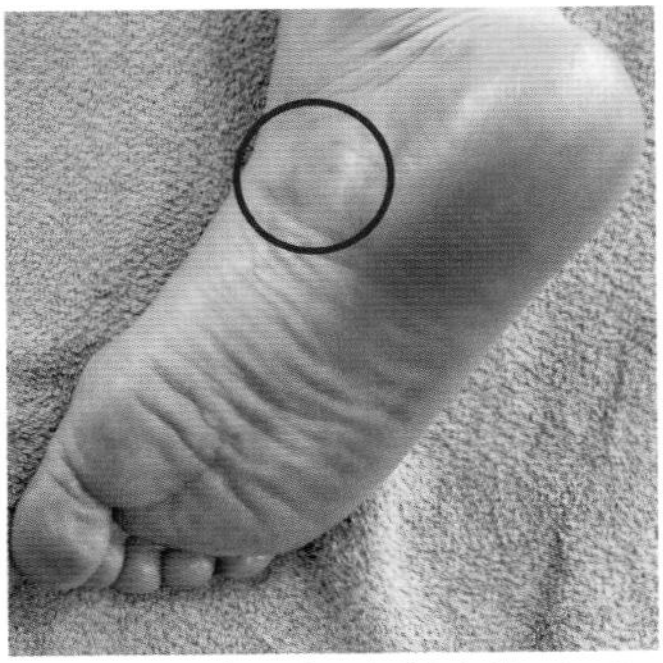

頻尿の人の足裏。ポコッと盛り上がっている

夜中にトイレに起きる度に目が冴えてしまって、トイレに行ったあと眠れなくなってしまうのは、高齢化によって女性は子宮、男性は前立腺に問題が起こるからです。女性も男性も加齢とともに臓器が下垂します。女性は膀胱の上にある子宮が下垂すると、尿が膀胱にたまっていなくても子宮と膀胱がくっついた状態になりやすく、尿意をもよおします。

男性は60歳を過ぎると半数以上の人が前立腺肥大になり、膀胱の下にある前立腺が膀胱とくっついた状態になって、尿がたまっていなくてもトイレに行きたくなります。

どちらの場合も尿が膀胱にたまっているわけではないので、トイレに行っても少ししか出ない、しかし尿意はあるといった状態になります。これを繰り返しているうちに、脳が制御不能になって尿失禁という最悪の事態になってしまいます。

そういうときに官足法では脳下垂体の反射区を押して筋肉に力をつけます。次に女性は子宮の反射区を押して子宮の血液循環を良くし、男性も前立腺の反射区を強く押して刺激します。

## 婦人病

私が主宰している渋谷の「官足法健康ルーム」のお客さんは圧倒的に女性が多く、若い女性は生理痛と生理不順、年配の女性は更年期障害の諸症状を治したくて来られます。

そのほかにも低血圧、乳腺炎、不妊症、子宮内膜症、子宮筋腫、卵巣嚢腫など女性特有のいわゆる婦人病を患っている人がよく来られます。

これらの病気に共通して言えるのは、身体が冷えて手足が冷たく、硬くなっていること。身体が冷えて代謝の悪い人は、末梢の手足が指先から冷えて硬くなっています。ふくらはぎは、なかに硬い芯があり、もむととても痛がります。そこをもんでもんでもみほぐせば、やがて柔らかくて温かい赤ちゃんのような足がよみがえってきます。そうなれば、どんな婦人病も怖くありません。自信と忍耐と根気があればだれでも自分でできます。

まず、腎臓、輸尿管、膀胱から膝上まで満遍なく一通りもんだあと、子宮、卵巣の反射区をもんでおきます。

婦人病すべてに言えることですが、圧倒的に皆さん低血圧で低体温です。これは脾臓の働きが弱いために、血液の再生能力が弱く、どちらからというと色の白い美人系に多いのです。しかし「美人薄命」とも言いまして、「やっぱり私も薄命だわ」と思う人はこの脾臓の反射区をよくよくもんでおいてください。

乳腺炎はすべての反射区をもんだうえで、胸部リンパ腺、また上半身リンパ腺をよくもんでおきます。ガンなどの心配のある人も同じです。

## 不妊症・元気な子どもの育て方

少子高齢化社会にはさまざまな問題がありますが、そのひとつとして結婚年齢があげられます。現代では30歳を過ぎてから結婚する場合が多く、それに伴って「そろそろ赤ちゃんが欲しい」というときに子宮に恵まれないという不妊問題が多くなりました。

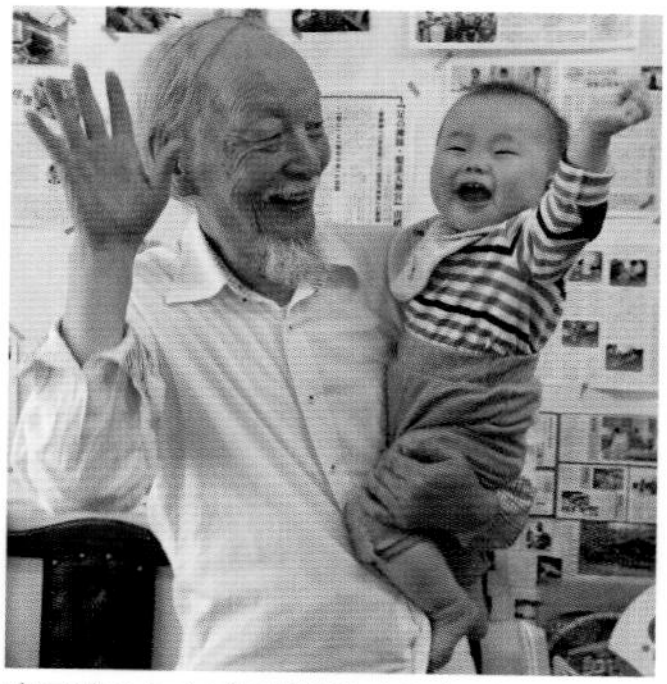
官足法のおかげで僕が生まれました

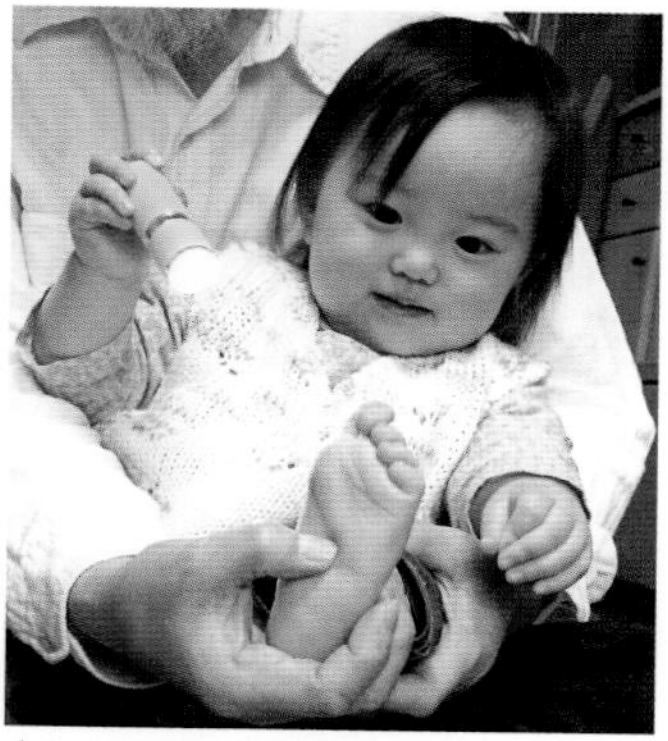
赤ちゃんの足はこうもむ

35歳を過ぎた女性は生理関係の老化が始まります。つまり、女性は卵巣（子宮も含めて）、男性は睾丸（前立腺も含めて）が老化するのです。

そこで官足法による「夫婦でできる不妊対策法」をお教えします。男女を問わず不妊に悩む人は血液循環が悪く冷え性の人が多いので、足全体をよくもんで、そのあとでかかとの周りを強くしごくように、温かくなるまでもみます。

「官足法健康ルーム」では、多くのカップルからうれしい報告をいただいています。

子どもが出来たら、今度は元気で大きくなってできれば勉強もよくできる子になってほしいと願います。官足法ではそれを実現する反射区が足にあります。

それはかかとで、大人では子宮、卵巣、前立腺、睾丸などのいわゆる生殖腺の反射区です。しかし、子どもにはこれが成長ホルモンとなり、大きくなるためのとても重要な反射区なのです。同時に、脳が発達する重要な役目をする反射区でもあります。したがって、かかと周りをできるだけ早いうちによくもんであげることが大切になります。

お子さんが成長して頭の良い子になるなら、足もみをしてあげないお母さんやお父さんはいないでしょう。お孫さんのために、お祖父さんやお祖母さんがもんであげてもいいのです。かかとが柔らかくて温かくなれば大丈夫です。

## 不眠症

不眠は首と親指からすべての指、腹腔神経叢などの反射区をよくもんで枕を高くして休みます。とくに足がむくんでいる人は足を高くして休む。足をもむことは頭寒足熱の原理にかなっていますので、熟睡できるはずです。

## 便秘

肥満と切り離して考えることのできないのが便秘です。陰陽五行の原理では、肺（陰）と大腸（陽）は、表と裏の関係にあり、肺が弱ると大腸も弱り、大腸が弱ると肺も弱る関係とされています。この肺と大腸が弱って起こるのが便秘です。水分を吸収する大腸で、水分不足のため便が硬くなり腸壁に詰まってしまうのです。

さらに肺の機能が弱ると、酸素の補給が不十分となり、小腸で発生する水素イオンの中和ができず、毒素を大腸に送り込んでしまいます。腸内に便が滞ることは、代謝不全を起こして肥満の原因になりますし、悪玉菌をはびこらせて、O―157に代表されるような大腸菌などに感染しやすい体質を作ってしまいます。腸壁に滞った宿便は、腸壁を傷つけてポリープの原因になり、このポリープが正常な細胞を浸蝕して増殖細胞となったら、これをガンと言います。

消化器全体、つまり土踏まずをしっかりもむのがいいのですが、とくに上行結腸、横行結腸、下行結腸、直腸肛門の反射区を念入りにもみましょう。さらに、足の内側、ふくらはぎの下のほうにある直腸筋の反射区が必ず硬くなっていますから、ここを丁寧にもみほぐしてください。便秘がこうじて痔になった人は、直腸、肛門とこの直腸筋をとくに強くもんでおきます。また、肺の反射区も忘れずにもんでください。

## ベーチェット病

原因不明の難病で口に潰瘍が起きたり、眼、皮膚、性器などにも炎症性のトラブルが起こる病気で、西洋医学でもなかなか治療が難しいです。官足法では全体の循環を徹底的に整えることが大事で、消炎・鎮痛作用のある副腎をしっかりもむ。その副腎皮質ホルモンを出す脳下垂体の反射区を強くもんでおきます。

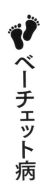

## 水虫

水虫を治すのは簡単です。これは、水虫菌が好む諸条件を取り除けばいいのです。親指から小指までと僧帽筋をよくもむことです。足の指も一本一本、丹念にもみます。指と指のあいだも丁寧に。あとは普段から足を清潔にしておくことと、できるだけ靴を履かずに過ごすことです。

## 耳鳴り

親指が硬く張っていると耳鳴りが出ます。これは耳のなかが鳴っているのではなく、大脳の神経が汚れに押し潰されているのが原因。親指、耳、平衡器官、リンパ腺の反射区をもんでおけば万全です。少し時間はかかりますが、必ず治ります。辛抱強く続けましょう。

## むくみ・身体がだるい

身体がだるいと訴える人は大抵、足がだるくてむくみがあります。足のむくみは午後から夕方にかけて起こることが多く、外出から帰ってみると靴下の線の跡がくっきり付いていたりします。これは腎臓が弱っているのです。腎臓がしっかり働かないと排泄が十分できないので老廃物が足にたまります。

糖尿病、心疾患、腎炎などの病気を持っている人は、いわゆる浮腫を起こしていて、ふくらはぎだけではなく、太もものほうまでむくんでいて、指で強く押してみると押さえたところは窪みができて、すぐには元に戻りません。しかも夕方といわず朝方からむくみがあります。そういう人は一刻も早く足もみを始めてむくみを取りましょう。

股関節の血流が悪くて足がむくんだり、静脈瘤があって身体がだるいという人もいます。私は静脈瘤がある人は、男性には少ないことから出産時に難産だった人に多いとみています。

腎臓からの老廃物の排泄を第一に考えて、腎臓、輸尿管、膀胱、尿道の反射区をしっかりもんでいきます。そのあとに股関節をもみます。そして今度はふくらはぎから上をリンパマッサージの要領で心臓に向かってしごくようにもみ上げていきます。あまり痛みがないときは、少々力を入れましょう。排泄が良くなって循環が良くなれば、自然にむくみも取れて足が細くなります。

## 老人性痴呆症

足の親指全体を柔らかくすることです。とくに脳幹・小脳と三叉神経の反射区はもみづらく力が入りにくいので、丁寧にもむ習慣をつけることです。

## リウマチ

リウマチはリンパ障害と腎機能低下などが原因と考えられています。ならばリンパの反射区をしっかり刺激すればいいのです。リウマチは、食生活と密接な関係があります。糖分、塩分、脂肪分などに注意した食生活を送れば、かなりの変化は期待できると思います。また、病院で出る薬などは、まったく使用しないでくださいとは言えませんので、食生活と薬の服用を日記などに記し、症状に合わせて服用や食生活の変更をすればいいと思います。できれば、尿や便の色、匂い、硬さなどの変化にも気をつければ最良だと思います。

## 腰痛

腰が痛いからといって腰椎の反射区だけもんでも良くなりません。なぜなら、腰痛にはさまざまな原因があるからです。腎臓が悪い場合、生理痛がある場合、腰椎にヘルニアがある場合、ギックリ腰など、身体のどこにその原因があるかを見極めてからその部分の反射区と、腰椎、仙骨、尾骨、尾てい骨の反射区をもみます。また、坐骨神経痛の場合はくるぶしの下、つまり膝内外側神経からふくらはぎ、膝裏、太ももともみ上げます。

# 第6章
# 官足法Q&A

この章では、足をもむ際に遭遇すると思われる疑問点についてお答えします。お読みになることで、官足法をより身近に感じていただければ幸いです。

**質問01　腎臓の反射区からもみ始めて両足が終わるまでに1時間以上かかります。忙しいことも多く、毎日続けることが難しいのですが、どうすればいいでしょう?**

**答え：**なんらかの方法で毎日もんだほうがいいです。しっかりもむのが難しい場合は、お風呂に入ったときにふくらはぎや指先、腎臓の反射区などをもんでおくだけでも効果があります。つねに足を柔らかくしておくことが大事で、時間の問題ではないのです。慣れたら片足15分くらいでもめるようになります。

**質問02　毎日一生懸命、官足法を続けて6カ月になります。あまり効果を実感できません。**

**答え：**効果を実感できない人は、表面だけをこすっていて内部の汚れを押し潰して流す作業が出来ていない人か、終わったあと500ccの白湯を飲んでいない人だと思われます。自分でもむのはいいことですが、セミナーや官足法健康ルームに一度出掛けて、もみ方を勉強されるといいでしょう。

**質問03　私はヨガのインストラクターです。官足法も勉強していて、ヨガを教える前に皆さんに足もみをしてもらい、循環が良くなってからポーズをしていただくと、動きがスムーズで大好評です。こういう組み合わせはどうでしょう？**

**答え：**大変結構なことだと思います。現在、多くのヨガの先生が官足法を採り入れておられます。いずれも大人気で喜ばれています。

ほかにも、各界のプロのアスリートや体操教室、スポーツクラブが採り入れた結果、関節の動きがスムーズになったという報告もあります。

ウォーミングアップとして官足法を採り入れて、身体全体を温めてから始めるとスムーズに身体を動かせますし、終わったあともクールダウンとして官足法は有効です。

**質問04　私は歩くとかかとが痛くて足もみを始めましたが、なかなか良くなりません。もみ方が悪いのでしょうか？**

**答え：**足もみを始めたときは、だれでも足裏ばかりに集中してしまいます。しかし老廃物が心臓に向かって上がっていく際に、くるぶし、ふくらはぎ、太ももに至る道の通りが悪ければ、汚れはたまったままになってしまいます。ですから、足裏はもちろん、くるぶし、ふくらはぎ、太ももまで、かかとより上のほうも抜かりなくもみましょう。

**質問05　ステージ4の肺ガンと診断されました。手術も出来ないと言われたので抗ガン剤に頼るしかないのですが、副作用が恐ろしいです。官足法は効きますか？**

**答え：**たとえ末期のガン患者さんでも、足もみをする意味は十分あります。「抗ガン剤がとてもよく効く」「副作用の痛みや苦しさが楽になった」といった報告もたくさんあります。

**質問06　高血圧のため、何年も血圧降下剤を飲んでいます。薬は良くないとわかっていますが、お医者さんには止めてはいけないと言われています。薬を飲みながら足もみをしてもいいですか？**

**答え：**高血圧だけでなく、糖尿病などの慢性病の場合には、「薬を止めてはいけません」と言われてずっと飲み続ける人がほとんどです。そういう人に「薬を止めましょう」とは言えませんから、大抵の人が薬を飲みながら足もみを続けています。そういう人に私は、「血圧（血糖値）が下がってきたら薬を半分にして、それでも上がらないようならばその半分というようにして、最後は止められたらいいですね」と言っています。

**質問07　本当にもんでも副作用はないのでしょうか？**

**答え：**副作用は絶対にありません。たとえばリウマチの人は最初、節々が痛んだり発熱したりします。しかし、これは良くなるためのひとつの過程であり好転反応ですから、副作用ではありません。

**質問08　一日に何回もめばいいのでしょうか？**

**答え：**体調を崩している人は、できれば一日に2回もむことです。もむのは朝と風呂上がりが理想的です。朝は血液の循環が悪く、各器官の活動が鈍りがちです。早く活発にさせるためにも朝がいいのです。また、風呂上がりは血行が良くなり、グリグリ棒で力を入れても痛みが軽減しますので、効果が大きくなります。一日1回の場合は風呂上がりをお勧めします。

**質問09　棒を使ってやるにはとても力が必要で、手が痛くなってしまいます。力を入れてやらなくてももっと簡単で、効果的な方法はありませんか？**

**答え：**力が入らない人や時間のない人は、体重をかけて足裏すべてをもめるウォークマットⅡや、ふくらはぎや太ももをしごいていく赤棒などの官足法のグッズがありますから、それらを使えば簡単に効果的にもめます。

**質問10 足をもむと痛くて歩くのもつらいほどです。この痛みは続くのでしょうか?**

**答え:**よくもんでいけば必ず痛くなくなります。頑張って早く痛みをなくしましょう。

**質問11 足をもんだらアザが出来ました。大丈夫でしょうか?**

**答え:**まず、アザが出来たり足が腫れたりするのはよくあることで、心配はいりません。これは酸性体質の人や、リウマチなどでリンパの弱っている人によく見られる現象です。そういう場合は、海水くらいの塩分にした熱めのお湯に足を浸けましょう。

なかにはもみ方に問題がある人がいます。それは表面だけをこすってしまう人で、みみず腫れを起こしたり、続けていると足裏の表面が硬くなったりします。必ずクリームを塗ってゆっくり、呼吸に合わせて息を吐きながら力を入れていくと、痛みも少なく上手にもんでいくことができます。

**質問⑫　足をもんだあとで眠くなってしまいます。しかし検査をしても、どこも異状はありません。どこか悪いのでしょうか？**

**答え：**心配いりません。それは血行が良くなった証拠です。足をもんで血行が良くなることによって、副交感神経が刺激されて眠気を感じるのです。

**質問⑬　官足法を始めてもう2年2カ月経ちましたが、どうも効果がありません。私は糖尿病で血糖値が200以上もあります。続ける意味があるのでしょうか？**

**答え：**恐らくもむ力が足りないのでしょう。官先生がよく言われていたように「切腹するつもりで」力を入れてもめば効果があるはずです。これまで官足法を実践した人で、血糖値が下がらなかった人はいないくらい糖尿病には著しい実績があります。一番関連のある反射区はすい臓ですが、ほとんどの人が実際より内側をもみがちです。反射区は思ったよりも外側にあります。血糖値が200以上の人は、すい臓の反射区に米粒を砕いたようなシコリがあります。それを根気よくもみつぶしてください。また、脳下垂体の反射区も忘れずにもんでください。

**質問14　足をもみ始めてから、湿疹のようなプツプツが出来ました。とくに下肢に多く出来ています。**

**答え：**心配いりません。それも汚れの一種です。汚れは尿で排泄されることが多いのですが、たまたま汗腺からたくさん出た場合は、湿疹の症状が出ます。また、内臓の機能低下とも考えられます。土踏まず全体と肝臓の反射区をよくもんでください。

**質問15　父が脳卒中で左半身が麻痺しています。自宅療養中ですのでリハビリのために実践してみようと思っています。注意事項があれば教えてください。**

**答え：**脳卒中になる人の大部分は、腎臓機能が極端に弱っています。従って、まず腎臓の機能を回復することが大切ですので、腎臓、輸尿管、膀胱といった排泄器官の反射区を重点的にもむようにしましょう。その症状、年齢によっても差違がありますが、2～3週間はそのようにしてください。そして、排泄機能がある程度高まってから、ふくらはぎ、膝上まで足全体をもめば汚れがスムーズに体外に排泄され、確実な効果が得られます。リハビリを有効にするためには、足全体と頸椎、小脳などの反射区をよくもんでください。また、不自由な腕にも汚れがたまっていますので忘れずにもみましょう。現在薬を服用しているなら、様子を見ながら徐々に減らすよう心掛けてください。

**質問⑯　去年の夏ごろから毎日もんでいますが、最近、足の裏の反射区が硬くなってきました。また、数カ所の反射区に「しこり」のようなものを感じます。また、もみ始めたころはあまり痛くなかったのですが、このところ、痛さが激しくなってきました。内臓疾患の前兆ではないかと不安です。このままもみ続けて大丈夫でしょうか？**

**答え：**それはまったく心配ありません。もみ始めたころには痛くなかったとありますが、そのころは足に汚れがかなりたまっていて、反応も出にくかったのだと思います。身体の悪い人の足をもんだ場合にも異常に痛がる人と、あまり痛がらない人に大別できます。前者の場合、足の汚れが何カ所かに固まっている場合が多く、そのため小石を踏んだような痛みがあります。後者は足裏全体に汚れが広がっているため、最初はあまり痛みません。しかし、どちらもある程度もんでいけば反応は出ます。足裏のしこりは元々あったものですが、汚れが広がっていたため気づかなかっただけです。疾患の前兆どころか、むしろ回復の前兆です。

**◉行本昌弘**（ゆきもと・まさひろ）

1944年岡山県真庭市生まれ。青春出版社の編集者として活躍後、文化創作出版を創業。官有謀氏と出会い、『足の汚れ＜沈殿物＞が万病の原因だった』を出版、たちまちベストセラーとなり、足もみブームを巻き起こす。官氏直伝のもみワザで10万人の足と対峙してきた官足法のレジェンド。

行本昌弘による
官足法をより深く理解するための
YouTube チャンネル
**官足法究楽部**

# 足もみのバイブル
# 元祖「官足法」

2021年12月22日　初版第１刷発行

著　者　　行本昌弘
発　行　　フォルドリバー
発行／発売　株式会社ごま書房新社
〒102-0072
東京都千代田区飯田橋三丁目4番6号　新都心ビル4階
TEL：03-6910-0481
FAX：03-6910-0482
http://gomashobo.com/

印刷・製本　精文堂印刷株式会社

ISBN978-4-341-13269-9